Mulheres,
Comida
& Deus

Geneen Roth

Mulheres, Comida & Deus

Tradução
Elvira Serapicos

lua de papel

Direção Editorial: Pascoal Soto

Editor: Pedro Almeida

Editora assistente: Marília Chaves

Revisão: Camile Mendrot / Abaeterno

Projeto gráfico, capa e diagramação: Osmane Garcia Filho

Imagem Capa: © Nui Chan | Dreamstime.com

Dados Internacionais de Catalogação na Publicação (CIP-Brasil)
Ficha catalográfica elaborada por Oficina Miríade, RJ, Brasil.)

Roth, Geneen
Mulheres, comida, Deus / Geneen Roth ; tradução Elvira Serapicos.
-- São Paulo : Lua de Papel, 2010.

Título original: Women, food, and God.
ISBN 978-85-63066-43-5

1. Autoajuda - Técnicas 2. Comedores compulsivos - Aspectos psicológicos 3. Hábitos alimentares - Aspectos psicológicos 4. Obesidade - Aspectos psicológicos I. Título.

10-05002 CDD-616.85260651

Índices para catálogo sistemático:
1. Comedores compulsivos : Terapia espiritual :
Medicina 616.85260651

2011

TEXTO EDITORES LTDA.
[Uma editora do Grupo Leya]

Av. Angélica, 2163 – conj. 175/178
01227-200 – Santa Cecília – São Paulo – SP
Blog da Lua: www.leya.com.br/luadepapel
Twitter: @luadepapel_BRA / @EditoraLeya

Sumário

Prólogo

O mundo em nossos pratos

OITENTA MULHERES FAMINTAS SENTADAS EM círculo, com tigelas de sopa fria de tomate com legumes à sua frente; estão me encarando com raiva, furiosas. É hora do almoço no terceiro dia do retiro. Durante essas meditações diárias antes das refeições, cada uma das mulheres se aproxima da mesa do bufê, fica na fila para ser servida, ocupa seu lugar no círculo e espera até que todas estejam sentadas para comer. O processo é dolorosamente lento — em média quinze minutos —, principalmente se a comida é sua droga.

Apesar de o retiro estar indo bem e de muitas pessoas terem tido *insights* muito significativos, naquele momento ninguém se importa: ninguém quer saber de avanços impressionantes nem se tem de perder quarenta quilos ou se Deus existe. Querem ficar sozinhas com suas comidas, ponto. Querem que eu pegue minhas ideias extravagantes sobre a ligação entre espiritualidade e alimentação emocional e desapareça! Uma coisa é ter consciência da comida no salão de meditação, e outra bem diferente é estar na sala de jantar, controlando-se para não dar uma mordida sequer até que o grupo inteiro tenha sido servido. Eu também havia pedido que fizessem silêncio absoluto, por isso não havia risadinhas ou conversinhas para distrair a atenção da fome ou da falta dela, uma vez que nem todo mundo ali está com fome.

O retiro é baseado em uma filosofia que desenvolvi nos últimos trinta anos: a de que nossa relação com a comida é um microcosmo exato da nossa relação com a própria vida. Acredito que nossos atos expressam as nossas convicções mais profundas; expressam tudo aquilo em que acreditamos a respeito de amor, medo, transformação, e Deus revela-se no como, no quando e no que comemos. Ao ingerir barras e mais barras de chocolates quando não estamos com fome, extravasamos um mundo de esperança ou de desespero, de fé ou de dúvida, de amor ou de medo. Se quisermos descobrir no que realmente acreditamos — não o que dizemos ou pensamos, mas aquilo que no fundo de nossas almas realmente acreditamos ser a verdade fundamental sobre a vida e a vida após a morte —, não precisamos ir além da comida em nossos pratos. Deus não está apenas nos detalhes; Deus também está nos *muffins*, nas batatas fritas e na sopa de tomate com legumes. Deus — qualquer que seja a maneira como O definimos — está em nossos pratos.

E é por isso que eu e oitenta mulheres estamos sentadas em círculo com uma tigela de sopa fria nas mãos. Olho ao redor da sala. Nas paredes, há fotos de flores — complexos *closes* da pétala de uma dália vermelha, ou a ponta de uma rosa branca. Um buquê de palmas-de-santa-rita espalha-se com tanta extravagância sobre uma mesa lateral que parece estar se exibindo. Então, começo a reparar no rosto de minhas alunas. Marjorie, uma psicóloga na casa dos cinquenta anos, brinca com a colher e não me olha nos olhos. Uma ginasta de vinte e dois anos chamada Patrícia veste calça de moletom preta e *top* cor de limão. Seu corpo pequenino parece um pássaro de origami sentado na almofada — delicada e perfeitamente ereto. Em seu prato, um pouco de brotos e salada, nada mais. Olho para a direita e vejo Anna, cirurgiã da Cidade do México, mordendo os lábios e batendo impacientemente com o garfo no prato. Há três fatias de pão com grandes pedaços de manteiga e um pouco de salada em seu prato, nada de sopa ou legumes. Sua comida diz: "Dane-se, Geneen, eu não tenho de entrar nesse jogo ridículo. Vou fazer a maior farra assim que tiver oportunidade." Aceno com a cabeça como se lhe dissesse: "Sim, entendo como é difícil desacelerar." Olho rapidamente para o resto da sala, para os rostos, para os pratos. O ar está carregado de resistência a essa meditação alimentar, e como sou eu quem faz as regras, também sou o alvo da fúria. Ficar entre as pessoas e sua comida é como ficar na frente de um trem que avança em alta velocidade; o ato de frear um comportamento compulsivo não é recebido exatamente com alegria.

— Alguém quer dizer alguma coisa antes de começarmos? — pergunto.

Silêncio.

— Então, abençoada seja a nossa comida e tudo o que a tornou possível. A chuva, o Sol, as pessoas que a cultivaram, as que a trouxeram até aqui e as que a serviram — digo.

Posso ouvir Amanda, que está sentada à minha direita, respirando profundamente enquanto ouve a oração. Do outro lado da sala, Zoe balança a cabeça como se dissesse: "Está certo. A Terra, o Sol, a chuva. Fico feliz que estejam aqui." Nem todas, porém, sentem-se agradecidas por terem de esperar mais um segundo para comer. Louisa, em seu agasalho de corrida vermelho, suspira e geme um imperceptível "Pelo amor de Deus, podemos pular essa parte?". Ela olha para mim como se estivesse prestes a me matar. Humanamente, é claro, e com o mínimo de sofrimento, mas me matar mesmo assim.

— Agora, quero que prestem atenção ao que colocaram no prato — digo. — Observem se estavam com fome ao escolher a comida. Se não estavam fisicamente com fome, observem se estavam sentindo outro tipo de fome. E, olhando para seus pratos, decidam o que querem comer primeiro, experimentem. Sintam o sabor da comida. É o que vocês esperavam sentir? É o que vocês queriam?

Três ou quatro minutos se passam durante a sinfonia de sons de mastigação. Percebo que Izzy, uma francesa muito alta, está olhando pela janela e parece ter-se esquecido de que estamos comendo. A maioria, no entanto, está segurando o prato na altura da boca, para poder comer mais depressa.

Laurie, alta executiva de uma empresa de seguros de Boston, com trinta e cinco anos de idade, levanta a mão e diz:

— Eu não estou sentindo fome, mas quero sentir. Quero comer.

— Por quê? — pergunto.

— Porque a comida parece boa e está aqui. É o melhor conforto que se tem em um lugar. E que mal há em querer sentir algum conforto com a comida?

— Nenhum. Comida é uma coisa boa e conforto também é bom. Só que, quando você não está com fome e quer conforto, a comida é apenas um paliativo. Por que não encarar o desconforto diretamente? — observo.

— É muito difícil enfrentar as coisas diretamente, é muito doloroso, essa dor não tem fim. E se terei de enfrentar uma dor infinita, ao menos tenho a comida para me consolar. — responde ela.

— Então, você deduz que o melhor que pode conseguir da vida é uma sopa fria de legumes? — pergunto.

Quando ela volta a falar, sua voz está trêmula.

— É o único conforto verdadeiro que eu tenho e não vou abrir mão disso. — Uma lágrima escorre por seu rosto, treme sobre o lábio superior. Cabeças acenam em concordância. Uma onda de murmúrios percorre o círculo.

Laurie diz:

— As coisas que fazemos aqui, como esperar em silêncio até que todo mundo tenha se servido, lembram-me de como era jantar com minha família. Minha mãe bebia, meu pai ficava furioso, e ninguém falava. Era horrível!

— O que você sentia nessas ocasiões? — pergunto.

— Eu me sentia sozinha, péssima, como se tivesse nascido na família errada. Queria fugir, mas não tinha para onde ir. Sentia-me presa em uma armadilha. E isto parece a mesma coisa. Como se todas vocês estivessem loucas e eu estivesse presa aqui, com um bando de malucas.

Mais cabeças acenando. Mais sussurros. Uma australiana me desafia com o olhar, seu cabelo preto é comprido até a cintura e raspa na beirada do prato de sopa. Imagino que ela esteja pensando que Laurie está certa e que poderia chegar ao aeroporto em quinze minutos.

E é bem aqui, neste momento, no centro desta ferida — "fui abandonada e traída por quem e pelo que realmente importava e o que restou foi a comida" — que está a ligação entre o alimento e Deus: marcando o momento em que desistimos de nós mesmas, de mudar, da vida; mostrando o local em que sentimos medo; revelando os sentimentos que não nos permitimos sentir, mantendo, assim, nossas vidas contraídas, secas, murchas. Nesse local isolado, basta um pequeno passo para se chegar à conclusão de que Deus — em quem a benevolência, a capacidade de recuperação e o amor existem — abandonou-nos, traiu-nos, ou é uma versão sobrenatural de nossos pais. Nossa prática nos retiros, ao lidar com esse desespero, não é a de tentar forçar a vontade ou despertar a fé, mas mostrar curiosidade e delicadeza ao lidar com o cinismo, com a desesperança e com a raiva.

Pergunto a Laurie se ela consegue abrir espaço para a parte dela que se sente presa e solitária.

Ela diz que não, não consegue. Ela diz que só quer comer.

Pergunto se está disposta a considerar a possibilidade de que isso não tenha nada a ver com comida.

Ela diz que não, não consegue. Olha para mim com uma expressão determinada que diz: "Fique fora disso. Se manda. Não estou interessada." Seus olhos se estreitam, a boca está cerrada.

Parece que não há ar circulando na sala. As pessoas pararam de respirar: estão olhando para mim e para Laurie, esperando.

— Estava pensando... — digo — e me pergunto por que vocês fazem tanta questão de me isolar? Parece que uma parte de vocês tem uma inclinação para o isolamento, talvez até para a destruição.

Ela abaixa a colher que segurava no ar e me encara.

— Você desistiu? — pergunto.

É uma pergunta arriscada, porque toca diretamente no desespero, mas eu a faço assim mesmo, pois Laurie está lutando comigo há três dias e estou preocupada com a possibilidade de ela deixar o retiro em um estado de negação inflexível.

— Quando foi que a determinação de não acreditar em nada se instalou? — continuo.

Ela inspira profundamente. Fica sentada sem falar por alguns minutos.

Olho ao redor da sala. Suzanne, mãe de três filhos, está chorando. Victoria, uma psiquiatra de Michigan, está olhando, esperando, atenta ao que está acontecendo.

— Sinto vontade de morrer desde que tinha dez anos — Laurie diz, em voz baixa.

— Você consegue abrir espaço para a criança de dez anos? — pergunto. — A que não via uma saída para a situação desesperadora em que se encontrava? Calmamente, veja se consegue sentir essa dor.

Laurie acena com a cabeça.

— Acho que consigo — diz.

Peço a ela que faça isso não para confortar sua "criança interior". Eu não acredito em criança interior. Acredito que existem locais congelados em nós mesmos — bolsões de dor não digerida — que precisam ser reconhecidos e aceitos para podermos entrar em contato com o que nunca havia sido tocado. Apesar de o trabalho que fazemos no retiro ser entendido como terapêutico, não é terapia. Diferentemente da terapia, nosso trabalho não visa à recuperação da autoestima, a qual se constituiu conforme o nosso passado. O trabalho no retiro pretende revelar o que está além da autoestima e algo que não está condicionado ao passado. Nossa personalidade e suas defesas, uma delas é nossa relação emocional com a comida, estão diretamente ligadas à nossa espiritualidade. São as migalhas de pão que nos guiam de volta para casa.

Laurie diz:

— Eu não sei o que aconteceu, mas, de repente, perdi a vontade de comer.

— Parece que há alguma coisa ainda melhor do que a comida: tocar aquilo que considera intocável e descobrir visceralmente que você é maior do que sua dor — observo.

Ela concorda com a cabeça e sorri pela primeira vez em três dias.

— A vida não parece tão ruim neste momento. Dizer em voz alta como eu achava tudo tão ruim quando eu tinha dez anos faz com que não pareça tão ruim agora. Acho que o que acontece é que consigo sentir a criança de dez anos e quão era triste sem me transformar totalmente nela. Isso é bom.

O simples fato de que sua dor pode ser tocada significa que nem tudo está perdido, que ainda há alguma esperança. Aceno com a cabeça e pergunto a ela se ainda quer continuar conversando comigo. Ela diz:

— Acho que por enquanto basta.

Peço às pessoas para pegarem seus talheres e experimentarem mais um pouco — percebendo o que querem comer, qual o sabor, qual a sensação.

Alguns minutos depois, Nell, aluna do retiro há sete anos, levanta a mão e diz:

— Eu não estou mais com fome, mas de repente percebi que estou com medo de largar a comida.

— Por quê?

— Porque... — e começa a chorar — porque percebo que estou bem... E que você ficará zangada comigo se souber disso.

— Por que eu ficaria zangada com você?

— Porque você veria quem eu realmente sou e não gostaria de vê-lo.

— E o que eu veria?

— Vitalidade. Muita energia. Determinação. Força.

— Uau! E por que eu não gostaria disso?

— Eu não precisaria de você. E você seria ameaçada por isso.

— E por quem você me toma? Você conhece alguém que se sentiu ameaçada pelo fato de você ser uma pessoa tão incrível?

Nell começa a rir.

— Olá, mamãe — diz.

A sala é tomada por risadas.

— Ela era tão deprimida — conta Nell. — Era demais para ela que eu fosse apenas eu mesma. Eu precisava baixar a bola, precisava estar tão mal quanto ela, senão ela me rejeitaria e isso era insuportável.

— O que está acontecendo no seu corpo, Nell? — pergunto.

— Ele parece uma fonte de cor — responde. — É como se transbordassem do meu peito, dos meus braços, das minhas pernas tons vivos de vermelho, verde, dourado, preto ...

— Ok, vamos parar aqui por um minuto...

Olho ao redor da sala. Anna, que queria me mandar à merda, está chorando. Camille, que parecia entediada desde o início do retiro, parece profundamente absorvida pelo que está acontecendo. A atenção do grupo se fixa no que Nell está dizendo sobre a necessidade de ficar mal. Elas conseguem se identificar com a crença de que, se continuarem feridas, serão amadas.

Olho para Nell e digo:

— Quando você para e se permite sentir o que estão lhe oferecendo, nunca, nunca é o que você pensou que seria. Você vai do medo à fonte de cor em três minutos...

Nell diz:

— É como se este lugar calmo e tranquilo estivesse esperando pela minha volta, como se estivesse aqui durante toda a minha vida, como se fosse mais eu do que qualquer outra coisa. — Então, Nell fica em pé, olha ao redor da sala, empurra a cadeira para o lado e anuncia:

— Escutem, garotas, EU NÃO ESTOU MAL!

Mais risadas. Então, Nell continua:

— Esse processo é espantoso. Primeiro, tive de lidar com a coisa da comida. Realmente tive de parar de usar a comida para me consolar, do contrário me sentiria muito louca e não haveria tempo para a questão espiritual. Então, quando minha necessidade de comer diminuiu, tive de me permitir sentir a sensação de estar mal. Isso foi difícil. Essa foi a parte em que precisei acreditar no que você estava dizendo, Geneen. Que a minha resistência à dor era pior do que a dor. Mas não consigo explicar como é sentir que não estou mal. É como fazer parte de algo sagrado; como dizer que as coisas boas não são só para os outros, são para mim também. Sou eu!

Como já está quase na hora de começar a próxima sessão na sala de meditação, peço às pessoas que examinem seu nível de fome, que o avaliem em uma escala de um a dez — com um sendo muita fome e dez, satisfação total — e que comam de acordo com isso.

— Nós nos encontraremos na sala de meditação em trinta minutos — informo, levantando-me.

Quando estou prestes a sair da sala, uma moça chamada Marie agarra meu braço e diz:

— Preciso dizer uma coisa para o grupo. Tudo bem?

Concordo com a cabeça, preparando-me para o que virá. Marie tem se mostrado cética desde o início do retiro. Durante as sessões, ela fica sentada olhando para mim com os braços cruzados sobre o peito como se dissesse: "Prove, querida. Prove que essa coisa de comida significa algo mais do que fechar a minha boca." Depois de cada palestra que eu dava, ela me desafiava, provocava-me; no dia anterior, ela havia me dito que estava arrependida de ter vindo. Ela disse:

— Isto é só mais uma MOPOC. Estou cansada. Só quero perder peso e acabar logo com isso.

— O que significa MOPOC? — perguntei.

— Outra Maldita Oportunidade de Crescimento — respondeu Marie.

Quase morri de tanto rir e disse:

— Desculpe por estar rindo, mas MOPOC parece um palavrão. Talvez você descubra que este retiro pode abrir perspectivas que você jamais imaginou.

— Duvido — respondeu e se afastou, com seu rabo de cavalo ruivo balançando, enquanto desaparecia de vista.

Agora, na sala de jantar, Marie aponta:

— Ocorreu-me que tudo aquilo em que acreditamos com relação às nossas vidas está bem aqui. O mundo todo está nesses pratos.

— Amém, irmã — rebato. Antes de sair da sala, inclino-me na direção de Marie e digo baixinho:

— Vamos voltar às MOPOCs.

No caminho para a sala de meditação, mais uma vez me dou conta de que todo o retiro poderia ser feito na sala de jantar, já que aquilo em que acreditamos com relação à comida e ao ato de comer é o perfeito reflexo de nossas crenças. Assim que a comida aparece, os sentimentos surgem. E assim que os sentimentos surgem, existe um reconhecimento inevitável da violência e do sofrimento autoimpostos que alimentam qualquer obsessão. E, com esse reconhecimento, vem a disposição de nos envolvermos e de desfazermos o sofrimento em vez de permanecermos prisioneiros dele. O primoroso paradoxo desse envolvimento está no fato de que, ao darmos espaço para o sofrimento, ele se dissolve. O peso desaparece fácil e naturalmente. E sem a dor autoimposta e as histórias sobre o que é errado, o que sobra é o que estava lá antes de eles surgirem: nossa ligação com o que consideramos e com o que é sagrado.

Em 1978, liderei meu primeiro grupo para comedores compulsivos. No primeiro encontro, eu estava vinte quilos acima do meu peso e, devido a um mal-entendido com um cabeleireiro amigo que me fizera uma permanente, estava com o cabelo todo encaracolado.

Alguns meses antes, prestes a me matar depois de ter engordado trinta e seis quilos em dois meses, tomei uma decisão radical e decidi parar de fazer dieta e comer o que o meu corpo quisesse. Desde a adolescência, vivia ganhando e perdendo mil quilos. Fiquei viciada em anfetaminas por quatro anos e em laxantes por dois anos. Tinha vomitado, jejuado e tentado todas as dietas possíveis e imagináveis — a do Dr. Atkins, a de Uvas e Nozes, a dos Vigilantes do Peso, dentre outras tantas. Ou eu era anoréxica — passei quase dois anos pesando trinta e seis quilos —, ou completamente obesa. A maior parte do tempo, obesa. Meu guarda-roupa estava cheio de calças, vestidos e blusas com oito numerações diferentes. Enlouquecida com a autoaversão e a vergonha, eu vacilava entre o desejo de autodestruição e o de consertar tudo com a promessa de perder dez quilos em apenas um mês.

Naquela primeira reunião do grupo, eu estava comendo o que meu corpo queria já há alguns meses. Tinha perdido alguns quilos — um grande feito para alguém que acreditava que morreria fazendo dieta — e estava começando a perceber que a relação com a comida havia afetado todos os outros aspectos da minha vida.

As mulheres que não saíram correndo e gritando quando perceberam que a mulher gorda de cabelo encaracolado era — sem brincadeira — a líder do grupo continuaram a se encontrar semanalmente comigo durante dois anos para que explorássemos o papel que a comida tinha nas nossas vidas. Até publicar meu primeiro livro, *Feeding the Hungry Heart*,* em 1982, e começar a dar palestras em vários estados dos Estados Unidos, trabalhei com centenas de mulheres nesses encontros semanais. Mulheres que juravam ter de trancar a comida no armário da cozinha e esconder a chave, de repente, conseguiam comer apenas uma porção — uma tigela, um pedaço, uma mordida. Mulheres que nunca tinham conseguido perder peso, de repente, começaram a perceber que as roupas estavam largas.

Um ano depois de ter parado de fazer dieta, cheguei ao meu peso natural, que mantenho há três décadas. Porém, mais do que o novo tamanho, o que me encantava era a leveza; embora eu ainda não entendesse totalmente a ligação entre saber lidar com a comida e saber identificar a fome por coisas menos tangíveis (descanso, contato, significado). A relação com a comida tornou-se a lente através da qual comecei a ver praticamente tudo.

O mestre zen Shunryu Suzuki Roshi afirmava que o entendimento estava em seguir uma coisa até o fim. Logo percebi que, se eu seguisse até o âmago o impulso de comer quando eu não estava com fome, eu descobriria tudo aquilo

* Alimentando o Coração Faminto.

em que acreditava sobre o amor, a vida e a morte naquele momento. E isso — ir atrás da relação com a comida até o fim — descreve como passei os últimos trinta e dois anos da minha vida.

Quando me ofereci para liderar o primeiro retiro de seis dias, em maio de 1999, era para ser um evento único. Eu queria reunir as duas maiores paixões da minha vida: meu trabalho com a alimentação e meus anos de meditação e prática espiritual. Eu meditava desde 1974, vivi em *ashrams* e mosteiros e estava estudando o Diamond Approach,* um ensinamento não religioso que usa a psicologia como ponte para a espiritualidade. Ainda me encolhia quando ouvia a palavra "Deus", e a palavra "espiritual" evocava uma visão de santidade e austeridade que não combinavam — isso é até um eufemismo — com minha coleção de suéteres e botas coloridas. Eu ainda tinha bilhões de momentos neuróticos por dia, mas também tinha mais momentos de contentamento e liberdade do que jamais imaginara ser possível para uma ex-gorda do Queens. Eu queria que todos soubessem o que eu sabia e que tivessem o que eu tinha.

Ainda assim, fiquei atônita com o que aconteceu.

Não foram as histórias sobre compulsão, dieta, jejum ou cirurgias que eu ouvi; não foram as histórias sobre abuso ou trauma. Eu já havia escutado muitas anteriormente. Não. O que me chocou foi que, depois de anos trabalhando com a compulsão por comida, eu vinha tratando a questão como um problema psicológico e físico e, apesar de ser as duas coisas, de repente, percebi que era também a porta de entrada para um universo interior fascinante.

Após o primeiro retiro, as alunas queriam voltar; queriam fazer tudo de novo. Elas me fizeram lembrar da tarde em que vi um eclipse total do Sol em Antígua. Meu marido e eu estávamos na praia com dezenas de outras pessoas, usando óculos escuros de plástico para proteger nossos olhos dos raios solares. Vimos a Lua encobrir o Sol completamente. E ficamos sem fala na escuridão encantada. Enquanto a luz voltava lentamente, alguém gritou para a Lua:

* Diamond Approach é uma abordagem desenvolvida por A. H. Almaas que integra uma variedade de ensinamentos místicos, os quais incluem o budismo, o sufismo e a moderna psicanálise. Ela é uma síntese do espiritual e do psicológico, utilizando métodos psicológicos e *insights* para entender a personalidade e o ego, tendo como objetivo desenvolvê-los e integrá-los com o espiritual.

— De novo! Faça isso de novo!

Como tínhamos uma vantagem sobre a Lua — poderíamos fazer aquilo de novo —, nós o fizemos. E ainda o fazemos.

Enquanto dava aulas nos retiros, aprendi que cada um de nós tem uma visão básica da realidade e de Deus e que a colocamos em prática, todos os dias, em nosso relacionamento com nossos familiares, nossos amigos, nossa comida. Não importa se acreditamos em um Deus, em muitos deuses ou em deus nenhum. Qualquer um que respire, pense e viva tem crenças a respeito de Deus. E como a relação com nossas mães é o primeiro modelo pré-verbal para uma existência em que nos sentimos aceitos ou rejeitados, amados ou não, muitos de nós fundimos o relacionamento com nossa mãe ao conceito de Deus.

Não importa se temos consciência dessas primeiras experiências ou mesmo se acreditamos em modelos pré-verbais: nossas vidas diárias, do mundano ao sublime, de nossas atitudes frente a um congestionamento no trânsito à nossa reação diante da morte de alguém que amamos, são expressões — retratos — das nossas crenças mais profundas.

Para descobrir no que você realmente acredita, preste atenção ao seu modo de agir e ao que você faz quando as coisas não acontecem do jeito que acha que deveriam. Preste atenção ao que você dá valor. Preste atenção em como e em que gasta seu tempo, seu dinheiro. E preste atenção à maneira como come.

Você irá descobrir rapidamente se acredita que o mundo é um lugar hostil e que você precisa ter o controle do universo imediato para que as coisas caminhem tranquilamente. Você descobrirá se acredita que o que há ao seu redor não é o suficiente e que é necessário pegar mais do que precisa para sua sobrevivência. Irá descobrir se acredita que ficar quieta é insuportável e que ficar sozinha significa ser solitária. Se ter sentimentos significa ser destruída. Se ser vulnerável é para fracotes e abrir-se para o amor é um grande erro. E irá descobrir como usa a comida para expressar cada uma dessas crenças nucleares.

Os retiros agora são realizados duas vezes por ano e muitas daquelas primeiras alunas, tendo trabalhado seu doloroso modo de se alimentar e de perder peso, continuam retornando para — como elas dizem — voltarem-se para dentro de si mesmas.

As introduções (ou, neste caso, o prólogo) servem para dizer para que foi escrito o livro e por que ele deve ser lido. Não acho que eu seja a melhor pessoa para responder a essas perguntas porque, para mim, cada pessoa tem a sua forma de lidar com a comida e, por isso, todos deveriam ler este livro. Todas as pessoas que comem, todas as pessoas que querem saber por que não conseguem parar de comer, todas as pessoas que querem usar aquilo de que mais desejam se livrar (seus vícios, sentimentos desconfortáveis, crenças inquestionáveis sobre suas próprias limitações) para chegar ao que mais desejam ter (paz imperturbável, alegria diária e sensação de conforto com corpo, mente e coração) deveriam ler este livro. E também quem já pensou sobre o significado da vida e/ou já questionou Deus ou se sentiu abandonado por Ele.

Será que isso inclui todos os seres vivos?

Provavelmente. Como já disse, porém, não sou objetiva nesses assuntos, depois de ter passado dois terços da minha vida atônita, às voltas com minha relação com a comida.

Aqui, agora, está praticamente tudo o que sei sobre como usar a alimentação para nos livrarmos do sofrimento, sobre a desmistificação da perda de peso e sobre a presença luminosa do que tantos chamam de Deus.

1ª Parte

Princípios

Deus

EU ME LIGUEI ÀS BOLAS DE *MARSHMALLOW* NO mesmo ano em que desisti de Deus.

Eu tinha onze anos, rezava todas as noites para ter um cabelo mais volumoso e arrumar um namorado e, principalmente, para que meus pais parassem de gritar um com o outro. Depois de um ano, nada mudou.

Aprendi sobre Deus em duas situações: assistindo ao filme *Os Dez Mandamentos*, com Charlton Heston, e nas aulas de Estudos Sociais, durante as quais minha amiga, Janey Delahunty, ficava escrevendo cartas para Ele. Depois do que vi o que Deus fez com aqueles egípcios, tive certeza de que Ele poderia ensinar algumas coisinhas aos meus pais. E quando Janey descreveu um Deus que lia suas cartas e atendia a suas preces, comecei a rezar também, mas não tive coragem de escrever. Anos depois, no livro *Children's Letters to God*,* uma menina chamada Charlene escreveu: "Querido Deus, eu amo minha família, mas fico me perguntando se você tentou outras pessoas antes de me mandar para eles."

Eu não gostava de rezar. Não gostava de ajoelhar e falar com o ar; era como suplicar por um amor que eu já sabia que não poderia ter. Quando minhas preces não foram atendidas, senti vergonha por ter acreditado que poderia ser salva, então decidi que Deus havia visto algo irrecuperável em minhas células — e que eu estava por minha própria conta.

Aos onze anos, sentia-me como se tivesse um nervo exposto, como se o fato de eu ocupar um espaço na mesa de fórmica vermelha fosse o motivo do

* Cartas de crianças para Deus.

ódio que havia entre meus pais e da violência de um contra o outro. Eles atiravam coisas, saíam de casa, permaneciam longe durante horas ou dias. Minha mãe lembrava uma Sophia Loren loura, meu irmão parecia ter saído de uma série de televisão, mas eu tinha um rosto redondo, cabelo sem jeito e quadris largos que mais pareciam um piano. Nem o garoto mais feio da turma iria me tirar para dançar no baile de formatura.

Entra a comida.

A visão de uma bola de *marshmallow* deixava o mundo mais colorido. Eu saboreava cada mordida, deixava-a desmanchar na boca; recheada de chocolate ou de coco. E, então, oh, então, a nuvem de glacê de açúcar. Depois de comer umas quatro, ou seis, achava que meu cabelo tinha lindos cachos, minhas pernas eram mais esguias e meus pais trocavam olhares amorosos durante piqueniques à beira de um lindo lago, onde comíamos deliciosos sanduíches naturais. Eu me voltei para a comida pelas mesmas razões que muitas pessoas se voltam para Deus: era a possibilidade de suspirar em êxtase, sentir-me no céu, prova concreta de que o alívio para a dor da vida cotidiana era possível.

Então passava.

A embalagem ficava vazia, os pedacinhos de coco, presos nos meus dentes; e acabava me convencendo de que a razão para eu não ter pais que assistiam à televisão de mãos dadas estava no fato de eu ser gorda. Comecei a fazer dieta no mesmo ano em que passei a comer compulsivamente. A dieta me dava um objetivo. Comer compulsivamente representava um alívio para a tentativa incessante de ser outra pessoa.

Durante quase duas décadas, o sofrimento que eu sentia com relação a tudo — o casamento de meus pais, a morte de um namorado, meu rosto redondo — expressou-se na minha relação com a comida. Comer em excesso era a minha maneira de me punir e de me envergonhar; cada vez que ganhava peso, cada vez que descumpria uma dieta, eu provava a mim mesma que meu maior medo era verdadeiro: eu era patética, amaldiçoada e não merecia viver. Eu poderia ter expressado esse desespero por meio de drogas, álcool ou crimes, mas preferi o chocolate.

Fazer dieta era como rezar: um lamento choroso para quem estivesse ouvindo. Sei que sou gorda. Sei que sou feia. Sei que sou indisciplinada, mas eu tento. Veja com que violência eu me privo, limito-me, castigo-me. Certamente, deve haver uma recompensa para aqueles que sabem como são horríveis.

E como eu expressava meu desespero com os regimes e a compulsão por comida, quando não estava fazendo regime ou comendo compulsivamente, tinha a sensação de estar cometendo uma heresia. Era como se estivesse quebrando um voto que não deveria ser quebrado jamais. Era como dizer: "Você estava errado, Deus. Você estava errada, mamãe. Eu mereço ser salva!" E assim, ao decidir que não iria mais pactuar com a crença em minha própria degradação, algo que eu nunca teria imaginado me mostrou: a presença da beleza, a consciência da compaixão e o conhecimento inequívoco de que havia um lugar para mim.

Eu não tinha um nome para aquela bondade. Não acreditava em Deus ou em experiências místicas, mas não havia como negar que estava vivendo uma experiência direta de algo inominável, maior do que minha mente, minha infância, minhas histórias do que era certo e errado. Até hoje, a única explicação que tenho para isso é supor que meu sofrimento havia chegado a um ponto crítico de desespero: ou me matava, ou uma maneira completamente diferente de viver me seria revelada. E, apesar de entender que, em muitos casos, o sofrimento humano não leva à revelação, em meu caso, por algum motivo, isso aconteceu.

Depois dessa abertura inicial, foram anos de questionamento das velhas crenças, anos de buscas científicas e espirituais para abrir caminho para um entendimento maior da presença que a maioria das pessoas chama de Deus, e foi a dor da minha relação com a comida que abriu essa porta.

Eu não acredito naquele Deus que vive no céu, que sabe todas as coisas e que atende a todas as preces. Eu não acredito no Deus de cabelo branco comprido e com visão de Raios X, que favorece algumas pessoas, alguns países, algumas religiões e não outras, mas acredito no mundo além das aparências, acredito também que exista muita coisa que não podemos ver ou tocar. E acredito — porque vivi essa experiência inúmeras vezes — que o mundo além das aparências é tão real quanto uma cadeira, um cachorro, um bule.

Acredito no amor, na beleza e que todas as pessoas têm algo que acham bonito e que amam de verdade. O cheiro do cabelo de um filho, o silêncio da floresta, o sorriso da pessoa amada. Seu país, sua religião, sua família. Acredito que, se você segue esse ser ou objeto amado, iniciando com o que acha mais bonito e chegando até a sua essência, perceberá uma presença intangível, uma faixa de silêncio que o deixará visível como quando o céu se abre e revela a presença da Lua.

Não acredito no Deus que a maioria das pessoas chama de Deus, mas sei que a única definição de Deus que faz sentido é a que usa a vida humana e seu sofrimento — exatamente aquilo que acreditamos que precisamos esconder ou consertar — como um caminho para o centro do próprio amor. E é por isso que a relação com a comida é uma porta de entrada perfeita.

Apesar de perceber que algumas pessoas consideram a palavra "Deus" explosiva e potencialmente desagregadora, enquanto outras têm um relacionamento profundamente satisfatório com ela, uso-a neste livro porque evoca uma vastidão misteriosa que não conseguimos penetrar com nossas mentes, embora possamos apreendê-la por meio do silêncio, ou da poesia, ou simplesmente sentindo o que está sempre aqui.

Como colocar Deus e comida lado a lado causa um ruído na mente — os dois parecem ter tão pouco em comum quanto computadores de titânio e rosas vermelhas —, todas as suas crenças com relação a Deus e à comida podem desaparecer. E, no espaço oriundo do não saber, talvez você descubra o que eu vivi diretamente: que entender a relação com a comida é um caminho direto para voltar para casa depois de anos no exílio. Talvez essa casa seja o verdadeiro significado de Deus.

Acabando com a guerra

NA PRIMEIRA MANHÃ DOS MEUS RETIROS, DIGO ÀS minhas alunas que a grande bênção de suas vidas é a relação que têm com a comida. Elas me olham com cara de espanto, mas esse ponto de vista parece tão atraente que se dispõem a ouvir o que tenho a dizer. Então, digo que não iremos resolver seus problemas de relacionamento com comida; na verdade, nós iremos atravessar a porta de seus problemas alimentares e ver o que está por trás dela. Em vez de usar a comida para evitar o desconforto, vamos aprender a tolerar o que consideram intolerável.

Elas ficam olhando para mim. Fazem caretas. Cochicham umas com as outras.

Por que alguém em sã consciência acreditaria que tolerar o intolerável é um esforço digno?

A confusão começa.

Então, porque acho que é isso o que tenho de fazer, falo da luta, do sofrimento, da parte terrível da minha história. Nas últimas décadas, descobri que o inferno pessoal, relatado em momentos de tensão e hostilidade, consegue dissolver a amargura. Descrevo os anos em que ganhava e perdia peso, em que me odiava, em que era uma suicida. Depois, falo da decisão de não fazer mais dietas, de comer tudo o que desejasse.

Contei essa história durante muitos anos, mas só recentemente compreendi que a parte radical não foi ter decidido parar de fazer regime, mas ter decidido parar de tentar me consertar. Parei de lutar comigo mesma, parei de me culpar pelo meu peso, de culpar minha mãe, meu namorado. E como as dietas eram a tentativa mais evidente no sentido de me consertar, parei com elas também. Não me importava mais com o fato de estar tão gorda que só cabia em um vestido quando chegava o verão; eu havia chegado ao limite e descobri que tinha duas escolhas: ou parava com as dietas, ou me matava.

A maioria das minhas alunas não consegue imaginar um mundo sem dieta. É mais fácil imaginar as pessoas voltando do mundo dos mortos, ou Brad Pitt pedindo-as em casamento, do que se imaginar desistindo da luta com seu corpo. Algumas amizades foram construídas baseadas na mútua solidariedade em torno dos muitos quilos que precisam ser perdidos, dos *jeans* muito apertados e da dieta da moda. Elas se entendem odiando-se. Tentando perder aqueles últimos dez ou vinte quilos — sem jamais conseguir. O "nunca conseguir perder alguns quilos" é necessário para que elas se entendam. A guerra permanente com a comida e com o tamanho do corpo é importante para serem amadas. São como Sísifo* empurrando a pedra até o alto da montanha e quase conseguindo chegar lá, sem nunca chegar.

O bom de ser Sísifo é que se tem um trabalho predeterminado. Você sempre terá o que fazer. Enquanto estiver se esforçando e tentando fazer algo que não pode ser feito, você sabe quem é: alguém com problemas de peso que está dando duro para emagrecer. Não se sentirá perdida ou impotente porque sempre terá um objetivo que jamais será alcançado.

Em um estudo realizado pela Universidade da Califórnia (Ucla), em abril de 2007, sobre a eficácia das dietas, os pesquisadores descobriram que um dos melhores indicadores de que uma pessoa ganhou peso era o fato de ter perdido peso com uma dieta em algum momento nos anos que precederam o início do estudo. Entre as pessoas que fizeram parte do estudo por menos de dois anos, 83% recuperaram mais peso do que haviam perdido. Outro estudo mostrou que as pessoas que viviam fazendo dietas estavam piores que aquelas que não as faziam.

Falhar é acumular no jogo do peso. Não há como jogar e ganhar.

* Sísifo é uma personagem da mitologia grega que foi condenado, por toda a eternidade, a rolar uma grande pedra com as mãos até o cume de uma montanha, sendo que toda vez que ele estava quase alcançando o topo, a pedra rolava novamente montanha abaixo até o ponto de partida. Por isso, uma tarefa que envolve esforços inúteis passou a ser chamada "Trabalho de Sísifo".

Leio esses estudos para minhas alunas nos retiros. Digo: "Se vocês estivessem doentes e o médico sugerisse uma cura que as deixasse PIORES, vocês o seguiriam assim mesmo?" Espero que elas me digam: "Claro que não!" Espero que percebam que sofreram uma lavagem cerebral da indústria das dietas, a qual movimenta sessenta bilhões de dólares ao ano.

Mas, em vez disso, há sempre alguém que diz: "Não consegui entender mais nada depois que você falou do vestido no verão..." Alguém concorda com a cabeça. A sensação geral na sala é a de que elas preferiam ficar cegas ou paralíticas a usar um vestido com elástico na cintura em pleno verão. Se for preciso declarar guerra total a si mesmas para não ficarem gordas, se for preciso continuar culpando a si mesmas e a suas mães e a seus parceiros por sua relação com a comida, se a autoestima fica abalada cada vez que não conseguem manter o regime, bem, e daí? Toda guerra tem seus efeitos colaterais.

Durante os primeiros dias de um retiro, as pessoas estão convencidas de que tenho a resposta para o enigma de suas vidas. Elas realmente acreditam que exista alguma coisa que acabará com seus problemas de peso, resolvendo, assim, o que elas não conseguem colocar em palavras: como se sentem sendo elas mesmas. Como vivem suas vidas, com suas famílias, com suas mentes. Como é ter diabetes e depender de insulina, ou ter uma amiga que acabou de ser diagnosticada com câncer de mama? Elas percebem que o fato de perderem peso não irá curar o câncer da amiga, mas a promessa da perda de peso irá permitir que vivam em um pedaço mágico da terra onde tudo é administrável.

Uma mulher me disse que não era perder peso o que ela desejava, mas sentir-se magra e elegante, como se não estivesse carregando peso desnecessário. Então, ela me contou, de passagem, que o amor da sua vida havia morrido alguns anos antes e que o outro homem com quem ela se envolvera havia morrido de ataque cardíaco havia três semanas. Mas o que ela realmente precisava, segundo ela, era sentir-se magra e elegante. "Realmente preciso disso", disse.

Quando lhe perguntei como se sentia com a perda de duas pessoas que amava em um intervalo de poucos anos, ela disse apenas:

— As pessoas sempre me deixam. Sempre me abandonam.

— Sempre?

— Sim. Sempre — respondeu.

Quando questionei sua crença no "sempre", quando lhe perguntei sobre sua sensação de abandono, ela disse:

— Não posso sentir essas coisas. Não vou aguentar. Aquilo de que eu preciso é me sentir magra e elegante. Aí vou poder lidar com tudo isso.

Em sua cabeça, ficar magra significava ficar forte o bastante para lidar com os sentimentos perturbadores que ela não queria sentir, como desgosto, perda e solidão.

— Se meu corpo estiver em forma, o que nunca aconteceu e talvez nunca aconteça, então poderei sentir o que não consigo sentir agora. Se conseguir dar um jeito em mim para não ser mais eu mesma, então tudo ficará bem. Meus sentimentos serão administráveis — concluiu.

Uma aluna me disse:

— Se eu parar de tentar emagrecer, vou comer tanto que acabarei ocupando dois lugares no avião. Ou então estarei tão perdida que vou ser capaz de virar moradora de rua, daquelas que dormem nos degraus da igreja.

E, apesar de não ter nenhuma dúvida de que se usamos a relação com a comida como um microcosmo para os nossos sentimentos sobre estarmos vivas realmente isso leva à perda de peso — vi isso milhares de vezes —, a maioria das pessoas ainda reluta em parar de fazer regime e desistir da guerra.

Um trecho de um artigo da revista *The Christian Science Monitor* escrito por Courtney E. Martin diz:*

> Tantas garotas perfeitas foram criadas sem qualquer religião e a maioria de nós experiencia a espiritualidade apenas nas celebrações obrigatórias impostas pela igreja que frequentamos [...] Combine nossa carência de busca espiritual com nosso excesso de treino em ambição [...] e você terá uma geração de meninas sem Deus [...] criadas sem a noção fundamental de divindade. De fato, nosso valor no mundo sempre esteve ligado à nossa aparência [...] e não ao incrível milagre da nossa simples existência.

As mulheres comem quando não têm fome porque, na verdade, têm fome de algo que não conseguem definir: algo que está além das preocupações cotidianas. Algo eterno, algo sagrado. Então, matar a fome de conexão divina com biscoitos recheados é como dar um copo de areia para uma pessoa que está morrendo de sede; cria ainda mais sede, ainda mais pânico. Combine a profunda ineficiência das dietas com a falta de inclinação espiritual e teremos

* Disponível em: www.csmonitor.com.

gerações de mulheres malucas, vorazes, com aversão a si mesmas. Ficamos tão obcecadas pela ideia de nos livrarmos da nossa obsessão, do nosso sofrimento e de ignorarmos sua mensagem inerente, que deixamos de encontrar partes de nós mesmas embaixo de tudo isso. Melhorar nossa aparência, porém, não é a mesma coisa que nos assumirmos. A verdadeira riqueza da obsessão está na tranquilidade inefável, na integridade irrefutável encontrada quando nos voltamos para sua fonte.

Como todo mundo nesta cultura maluca de dietas em que vivemos, minhas alunas odeiam a ideia de largar as furiosas tentativas de mudar a si mesmas. Sabem que alguma coisa não está certa nas suas vidas e, por não estarem no peso ideal, acreditam que a comida seja o problema e que a dieta o resolverá. Quando sugiro que é como tentar consertar algo que não está quebrado, uma onda de ansiedade percorre a sala.

Elas perguntam:

— Como você pode dizer que não há nada de errado quando não consigo entrar nas minhas roupas? Quando meu marido não me toca porque estou muito gorda? Quando fico sem fôlego depois de subir as escadas? Você não está vendo que há alguma coisa terrivelmente errada?

E digo:

— Sim, há algo errado, mas não é a perda de peso que irá resolver. (Como a maioria delas já foi magra pelo menos uma, duas ou dezenas de vezes, elas já sabem disso, mas esquecem.) As inúmeras tentativas de emagrecimento afastam você cada vez mais do que realmente poderia pôr um fim ao seu sofrimento: voltar a ter contato com quem você realmente é. Sua verdadeira natureza. Sua essência.

Braços se cruzam, mandíbulas se fecham. As coisas etéreas — a essência, a natureza verdadeira, se é que existem — podem esperar até que elas fiquem magras.

Pergunto se elas conseguem se lembrar de uma época, talvez quando eram muito jovens, em que a vida (seja uma linda manhã ou um saudoso dia de verão) era suficiente por si mesma? Quando ser elas mesmas era o suficiente, não por causa da aparência ou do que faziam, mas apenas porque as coisas eram do jeito que tinham de ser? Não havia nada de errado. Quando estavam tristes, choravam e depois, pronto, passava. Voltavam a um sentimento fundamental de positividade, de benevolência, pelo simples fato de estarem vivas. E se conseguissem viver daquele jeito agora? E se sua relação com a comida fosse a porta de entrada para isso?

No livro *O Paciente Inglês*, o autor, Michael Ondaatje, escreve:

> Um homem no deserto pode reter a ausência em suas mãos em concha sabendo que é algo que o alimenta mais do que a água. Há uma planta (no deserto) cujo núcleo, se for arrancado, é substituído por um saudável fluido herbal. Todas as manhãs, pode-se beber o líquido na quantidade de um coração ausente.

Comer compulsivamente é uma tentativa de evitar a ausência (de amor, de conforto, de saber o que fazer) quando nos encontramos no deserto de um determinado momento, sentimento ou situação. Durante o processo de resistência ao vazio, ao darmos as costas para os nossos sentimentos, ao tentarmos perder os mesmos dez, vinte ou trinta quilos repetidamente, ignoramos o que poderia nos transformar completamente. Porém, quando abrimos os braços para o que mais queremos evitar, despertamos em nós o que não é história, o que não está preso no passado, o que não é uma velha imagem de nós mesmos. Despertamos a própria divindade. E, ao fazermos isso, conseguimos reter o vazio, as velhas feridas, o medo em nossas mãos em concha, e contemplamos nossos corações perdidos.

Nunca subestime a tendência de fugir

ERA A PRIMAVERA DE 1982... EU ESTAVA EM UM TELEfone público tentando desesperadamente alugar um helicóptero para conseguir ir embora do silencioso retiro budista de dez dias ao qual tinha acabado de chegar. Havia voltado da Índia alguns anos antes e estava tentando encontrar um caminho espiritual que não incluísse um maluco que se considerasse a encarnação de Deus. Kate, minha terapeuta, havia insistido para que eu me inscrevesse no retiro, mas se esqueceu de falar que eu teria de passar quinze horas por dia meditando — e eu também me esqueci de perguntar. Kate também não me contou que eu não poderia falar ou olhar nos olhos de ninguém. O sujeito do telefone me perguntou onde eu estava.

— No meio do deserto, no Joshua Tree State Park — respondi.

— Não existem helipontos nesse local, minha senhora, e mesmo que houvesse, ficaria muito, muito caro!

Estávamos no segundo dia do retiro e eu tinha a sensação de que iria enlouquecer. Na noite anterior, no silencioso salão de meditação, imaginei-me ficando em pé e gritando "Babacas, babacas!" como alguém com síndrome de Tourette*. Eu realmente precisava ir embora.

Tentei pensar em alternativas para o aluguel do helicóptero — pedir carona, andar, suplicar. Nenhuma delas era viável. Eu não conhecia nenhuma das cento e cinquenta pessoas do retiro e estava convencida de que era um culto de zumbis budistas caminhando lentamente em estupor meditativo.

* Síndrome de Tourette é uma desordem neurológica ou neuroquímica caracterizada por tiques involuntários, reações rápidas, movimentos repentinos (espasmos) ou vocalizações que ocorrem repetidamente da mesma maneira.

Meu quarto — com quinze mulheres e um banheiro — estava superlotado e, apesar de ser adepta da não violência, eu estava prestes a atacar uma que roncava perto da minha cama, acertá-la na cabeça com um cacto enorme.

Passar dez dias grudada em minha própria mente era como ficar presa em uma cela apertada com uma louca sem ter como escapar.

O sujeito do aluguel de helicópteros me disse que o aluguel custaria dois mil e quinhentos dólares e, como o salário que eu recebia para fazer sanduíches de abacate com queijo em uma lanchonete de Santa Cruz era de apenas seiscentos dólares por mês, sair do retiro pelo céu era algo fora de cogitação.

A monja budista Pema Chodron escreveu: "Nunca subestime sua tendência de fugir."

Digo isso às minhas alunas na primeira noite dos retiros. Elas riem e pensam: "Eu? Eu não vou fugir. Esse negócio com comida me derrubou de tal maneira que farei qualquer coisa — qualquer coisa — para resolver o problema."

Na primeira noite, elas estão cansadas demais por causa da viagem, muitas atravessaram o país ou cruzaram um oceano. No segundo dia, porém, já estão fazendo planos para voltar para casa. Ou decidem que estão entediadas e que não encontraram nenhuma informação nova. Muitas vezes resolvem que usar a comida não é assim tão ruim e ficam imaginando se não é melhor pegar o dinheiro de volta e fazer um cruzeiro.

Eu lhes conto a história do helicóptero. Digo que comer compulsivamente é uma maneira de sair de nós mesmas quando as coisas ficam difíceis, quando não queremos perceber o que está acontecendo. Comer por compulsão é uma maneira de nos distanciarmos das coisas quando não estão da maneira que queremos que estejam. Digo-lhes que acabar com a obsessão com comida tem a ver com a capacidade de viver o presente, de não nos afastarmos. Digo-lhes que não precisam escolher entre perder peso e viver. Perder peso é a parte fácil; todas as vezes que você presta atenção à sua fome e percebe quando está satisfeita, perde peso. Mas também digo a elas que comer compulsivamente é basicamente uma recusa em estar completamente viva. Não importa qual seja o nosso peso, aquelas que comem por compulsão são anoréxicas na alma. Quando nos recusamos a ingerir o que nos sustenta, vivemos uma vida de privações. E, quando não conseguimos aguentar mais, nós nos descontrolamos. Fazemos isso quando fugimos — abandonando-nos — centenas de vezes por dia.

No entanto, essas proposições não tocam o súbito entendimento — nem o pânico subsequente — de que elas realmente não querem estar no centro de suas próprias vidas. Uma coisa é dizer que você quer parar de usar a comida para se entorpecer. Que se sente péssima com o tamanho do seu corpo. Que sente como se estivesse se matando com fritas e X-búrgueres duplos. Outra, é diminuir o ritmo, perguntar-se o que realmente está acontecendo quando quer comer e não está com fome, observar como engole três *muffins* antes de perceber que está comendo. Aí é ir longe demais. Existe algo na aceitação da imprevisível fragilidade da vida que é quase insuportável. Assim, no instante em que começam a sentir ou a pensar em algo desconfortável, elas querem abandonar o barco.

Existem muitas maneiras de fugir. Saindo pela porta, alugando um helicóptero, fazendo milhares de coisas diferentes para esquecer a dor: pensar em outra coisa, culpar a própria mãe, culpar outra pessoa, arrumar uma briga, comparar-se com outras pessoas, sonhar com o futuro, relembrar o passado, nunca se envolver completamente. Comer.

Passar a vida tentando perder peso. Resignando-se à interminável luta com a comida para não ter de mergulhar no sentido de tudo. Ou descobrir quem é você, como podem ser as relações sem o drama da comida.

Permanecer onde está com o que sente, ou vê, ou percebe, é o primeiro passo para acabar com a obsessão pela comida.

E, apesar de parecer que tudo o que queremos é acabar com a obsessão, na verdade, queremos mantê-la. E por boas razões.

A obsessão dá às pessoas algo para fazer além de ter o coração machucado por acontecimentos que a abalam. Como ver o filho ficar doente, viver enquanto o cônjuge morre. Como cuidar dos pais quando eles envelhecem, usam fraldas, esquecem o próprio nome. A obsessão dá às pessoas uma passagem de avião para deixar um determinado tipo de desgosto. Dá-lhes uma viagem de helicóptero para fora do deserto. Cria um mundo paralelo, um holograma de emoções, paixões, reviravoltas de tirar o fôlego. Dá a ilusão de sentir tudo sem ficar vulnerável a qualquer coisa. No drama da obsessão, você é a estrela, a coestrela, a diretora, a produtora. Outras pessoas, até mesmo seus filhos, são apenas coadjuvantes. Figuras de papelão. Quando você enlouquece com alguma compulsão, por exemplo, comer, fica tão concentrada em colocar a comida na boca que deixa seu filho no carro, como fez uma das minhas alunas, e esquece que a criança ficou lá. Existe uma loucura na obsessão, sim, mas seu valor está no fato de nos afastar da loucura da vida. Especialmente agora, quando estamos perto de destruir a nós mesmos e ao meio ambiente. Não fugir — isto é, ficar acordada sem estar drogada por comida, álcool, trabalho, sexo, dinheiro, drogas, fama ou negação (da crise que vivemos atualmente) — é fazer muitas perguntas.

Eu costumava pensar (bem, às vezes ainda penso) que, quanto menos aparecesse, menos dor sentiria quando perdesse tudo. Quando as pessoas que eu amava morressem. Quando as coisas desmoronassem. Às vezes fico chocada. Penso que queria que meu marido, Matt, morresse de uma vez e acabasse logo com isso. Em meus momentos de maior regressão (isto é, ao ver os acontecimentos pelos olhos de uma criança), vivo entre o medo da fatalidade e o desejo por ela, entre a preocupação de que Matt pode morrer todas as vezes que sai pela porta e o convencimento de que ficarei aliviada caso isso aconteça.

Esse é o tipo de pensamento que se transformou em obsessão pela comida trinta anos atrás. É a crença, mesmo que inconsciente, de que eu não conseguiria lidar, não conseguiria tolerar, não tinha a casca grossa o bastante ou o coração suficientemente determinado, para suportar o que estava à minha frente sem me despedaçar. O que é outra maneira de dizer que a obsessão é uma maneira de organizar nossas vidas de forma que não tenhamos de lidar com a parte difícil, ou seja, aquela parte que acontece entre os dois anos de idade e a morte. Se percebessem que nem tudo é difícil e que algumas pessoas não enxergam as coisas desse jeito, os comedores compulsivos não seriam obcecados por comida e acreditariam que a vida é tolerável sem ela.

O problema é que não é a vida presente que é intolerável. A dor que estamos evitando já ocorreu. Vivemos ao contrário.

Não é que não haja dor no momento presente. Todos os dias eu recebo cartas de pessoas que estão vivendo mais um dia de dor. Esta manhã, recebi uma carta de uma de minhas alunas que me contou que sua mãe fez o cabelo na quinta, como sempre fazia, e, na sexta, estava delirando completamente, a ponto de precisar ser internada em uma instituição psiquiátrica. Ela dizia: "Meu pai está arrasado. Eles estão casados há sessenta anos. E não tenho ideia de como vou conseguir enfrentar tudo isso."

A resposta para "não tenho ideia de como vou enfrentar tudo isso" é: permitir-se chorar, erguer-se, sentir como se o seu coração tivesse sido esmagado por uma pedra. Sente-se com seu pai, ouça suas queixas, procure a ajuda de amigos. E perceberá que, no fim de cada dia, ainda estará viva. E perceberá que, quando não usa a comida para se trancar, para sair do seu corpo, você se sente mais viva. Que sentir algo, mesmo que seja dor, é diferente do que pensou que seria. Que, quando você não se afasta de si mesma, vive uma vida diferente. Uma vida que inclui vulnerabilidade, ternura e fragilidade — e que isso tudo, quando passa, torna-a mais leve, mais ampla, repleta de entusiasmo.

Quando entramos no "modo de sobrevivência", ou seja, "eu não consigo sentir isso, eu não vou sentir isso, dói demais, vai me matar", entramos na pele de bebês, em velhas formas familiares. As crianças pequenas, aquelas que estão aprendendo a andar, usam o corpo como mediador para a dor da perda, do abandono ou do abuso; não existe diferença entre a dor física e a dor emocional. Se a dor é muito intensa e as defesas muito fracas, a criança se torna psicótica e/ou morre. Para salvar sua vida, a criança desenvolve defesas que lhe permitam sair de uma situação que ela não pode deixar fisicamente, desligando suas emoções ou se voltando para algo que a acalma. Se, contudo, como adultos, ainda acreditamos que a dor irá nos matar, estamos enxergando pelos olhos do eu frágil que fomos um dia e confiando na defesa que desenvolvemos: a fuga. As obsessões são uma maneira de sairmos antes de sermos abandonados, porque acreditamos que a dor de ficarmos nos matará.

Porém, a pessoa que seria morta, o "eu" na crença "a dor é grande e eu sou pequena", é uma ideia, uma lembrança, uma imagem de você mesma deixada pela infância, quando você já se sentia destruída. Isso foi naquela época. Você nunca mais será tão pequena, não depende de outra pessoa, não precisa do apoio ou do amor de alguém para continuar respirando.

Para ficar, é preciso ter consciência do desejo de fugir, das histórias que está contando para si mesma sobre a necessidade de fugir. Ficar significa reconhecer que, quando quer fugir, está vivendo no passado, que está sendo alguém que não existe mais. Ficar significa ter curiosidade sobre quem você realmente é quando não se considera um amontoado de lembranças. Quando você não supõe sua existência a partir da repetição do que lhe aconteceu, quando não se considera a garota que sua mãe/pai/irmão/professora/namorado não viu ou não adora. Quando consegue se perceber de maneira direta, imediatamente, no presente, sem preconceito... Quem é você?

Quando fica, passa a questionar o que nunca questionou: quem você considera ser. Alguém que não é seu passado, não são seus hábitos nem suas compulsões. Então, tudo se torna possível. Até mesmo viver com uma dor impressionante.

Quando receio que Matt morra, tenho medo de não sobreviver sem ele. Quando desejo que ele morra para acabar logo com tudo, quero cessar a dor de antecipar essa dor. Enquanto acreditar que a dor é maior do que eu, enquanto definir que estar aberta é estar vulnerável à aniquilação, acredito em uma imagem de mim mesma: que sou alguém que pode ser aniquilada. E, quando acredito nisso, fujo de todas as situações diferentes, envolvendo-me em várias atividades que alterem minha consciência ou deixem meu corpo entorpecido. Fecho-me, ou saio porta afora para me afastar da dor que ameaça me destruir — que é qualquer situação que envolva outro ser humano ou cujo resultado não posso controlar. Vivo uma existência autista.

Acontece, porém, uma outra coisa: a recusa em aceitar — e em viver — a vida como ela é. As coisas como elas são. As pessoas envelhecem, adoecem e morrem. Ou morrem subitamente, ou suas mortes se arrastam para sempre. Tenho uma amiga que está morrendo lenta e dolorosamente com um câncer ósseo. Oito amigas morreram de câncer no seio. Os ursos polares estão morrendo. As abelhas estão desaparecendo. Os oceanos estão secando. Há uma parte de mim que quer o dinheiro de volta e que quer dizer: "Não era isso o que eu queria. Não gosto da maneira como tudo isso está funcionando e não quero tomar parte nisso."

Stephen Levine, um orientador budista, diz que o inferno é querer estar em um lugar diferente daquele em que você está. Estar em um lugar e querer estar em outro. Estar constantemente agitado — outra palavra para não aceitação — com relação ao inevitável. Estar em uma relação com alguém e se recusar a se render a esse amor por não querer se entregar a algo que poderá perder.

Isso é o que se chama viver no inferno: recusar-se a amar por querer que o fim do jogo seja diferente. Querer que a vida seja diferente.

Isso também se chama ir embora sem ir. Morrer antes de morrer. É como se uma parte de mim se recusasse de tal forma a sofrer por amor que sofro antes. Outro nome para esse padrão? Obsessão.

Uma das primeiras coisas que acontece em um retiro é algumas alunas brigarem comigo nos horários de encontro. Vejo isso como a primeira incursão à definição de inferno (de Stephen Levine): "Estou aqui, mas gostaria de não estar. Deve haver um jeito mais fácil. Quero meu dinheiro de volta. Não gosto das regras deste jogo".

O verdadeiro "não gosto", porém, é: "Não gosto de ter esta obsessão com comida e não quero fazer o que preciso para lidar com ela. Eu achava que queria, mas agora que estou aqui mudei de ideia. Prefiro fazer outra dieta, prefiro fingir que tudo tem a ver com força de vontade e comer as coisas certas. Prefiro perder peso mais umas mil vezes a me ver como realmente sou; a trabalhar para ter consciência de mim mesma; a conhecer-me; a descobrir aquilo em que realmente acredito com relação à vida, ao amor e a Deus".

O desejo de deixar o retiro é uma expressão do desejo de deixar a própria obsessão, de fingir que é um problema menor que pode ser consertado em poucas semanas com pequenos ajustes nos exercícios e no controle das porções. É uma maneira de dizer: "Esta não é minha vida, este não é o meu problema. Não há sentido para mim aqui."

Com o passar dos dias, no entanto, o vórtice do retiro fica mais forte e algo inesperado acontece. As alunas param de lutar porque tomam consciência de algo que nunca imaginaram que pudesse existir: de algo que está além da dor. Algo que a dor atravessa.

Uma aluna me disse que esperou três anos para vir a um retiro, até seus filhos terem idade suficiente para que ela pudesse ficar longe durante cinco dias consecutivos. Quando, porém, finalmente chegou, sentiu vontade de voltar imediatamente. Minimizou o que estava acontecendo, dizendo a si mesma que nada de novo estava sendo ensinado. Ela telefonou para a companhia aérea para marcar a passagem de volta para casa. Pensou em pegar um trem. Em alugar um carro e atravessar o país dirigindo.

Ela escreve:

> No segundo dia, eu já estava entediada com o que estava acontecendo aqui. Pensei: "Eu já sei de tudo isso, esse negócio é básico. Não preciso estar aqui e não vou tirar nada disto." Eu queria ir embora. Então, percebi que o aborrecimento, na verdade, era resistência a estar comigo mesma. Ao ver isso, eu me abri. Percebi subitamente que essa atitude de quem está entediada permeia minha vida. Essa mania de me minimizar me mantém gravitando em torno das partes espirituais que são fáceis e acessíveis e que me proporcionam bem-estar. Mantém-me prote-

gida do que não sei. Não há mistério no aborrecimento. Nenhuma emoção da descoberta. Nenhuma vida verdadeira.

A prática de me trazer de volta para o momento presente em vez de ficar gravitando em torno da minha cabeça não é algo fácil. Eu trabalho tanto para vencer em minha carreira que me sinto no direito de querer uma espiritualidade fácil, conveniente, tranquila. Espiritualidade que faz com que eu me sinta melhor instantaneamente. Mas eu mudei aqui quando percebi que a prática consistente da alimentação, da respiração, aparece a cada momento e é o meu verdadeiro trabalho. Isso é o que a vida pode ser. Vejo o compromisso que terei de assumir ficando e entendo que não é o mesmo trabalho doloroso, árduo, extenuante que passo tanto tempo fazendo. Vejo que é um trabalho que requer humildade e disposição para voltar a mim mesma, sempre e sempre. Manter-me interessada no que está aqui agora sem a sobreposição do meu passado. Depois, porém, de experimentar o que parece ser minha paisagem interior e de ter percebido que não é um campo minado — que tudo é administrável e de fato adorável e merecedor de amor —, não quero voltar à maneira como eu vivia antes.

Para ficar, você tem de acreditar que há algo que valha a pena — e depois tem de continuar trazendo você de volta. O vislumbre inicial de encantamento, de amor, de possibilidade, de expansão se transforma em compromisso de voltar, de trazê-la de volta após cada fuga.

Vi outro dia uma entrevista de Stephen Levine e de sua esposa há trinta anos, Ondrea. Conheci Stephen em um jantar em Santa Cruz, em 1978, quando ele era jovem e enérgico (e eu também). Ele comandava *workshops* sobre morte, viajava para todos os lugares, fazia palestras para auditórios com quinhentas pessoas ou mais. Agora, está tão frágil que não consegue andar ou levantar o punho. Ondrea está com leucemia e tem crises convulsivas. Eles disseram que não tinham medo de morrer. Ambos disseram: "Gostaria de que ele/ela morresse primeiro para não ter de morrer sozinho(a) quando eu não estiver mais aqui."

"Uau!", pensei envergonhada. Isso é um pouco diferente do meu desejo maluco de que Matt morra para eu poder superar a dor de ficar imaginando sua morte. Eles querem que o outro morra primeiro, querem sentir a dor de ter ficado para que o parceiro seja poupado dessa mesma dor. Isso é o oposto da fuga. É caminhar direto em direção à dor com o entendimento de que há coisas piores na vida do que um coração partido; de que existe algo além, algo capaz de saturar qualquer dor. Algo que retém a dor, que é maior do que ela. E não há luta com dor ou com o que a satura.

Percebi, então, quanto e contra o que ainda luto: não apenas a morte e a perda. Há também a questão das minhas coxas que parecem um mingau de aveia amanhecido, ou meu pescoço que, como diz a escritora Anne Lamott, parece o chão de um deserto. Não posso descartar isso totalmente. Já fiz cinquenta anos e, apesar de saber que não sou tão velha assim, já não consigo ler o rótulo dos produtos da mercearia sem os óculos. Outro dia comprei uma barra de chocolate com pimenta em vez de chocolate com café. Ofensa grave. Percebo que dar o trabalho como encerrado é sempre uma possibilidade, mas eu me sentiria como se estivesse usando uma máscara. Lutar contra o inevitável. Fugir da gravidade. Digo que acredito em algo mais profundo, algo que não morre e, às vezes, chamo esse algo de Deus, mas, de vez em quando, esqueço o que sei e sinto vontade de fugir de novo.

Em algum momento, é hora de parar de brigar com a morte, com minhas coxas e com a maneira como são as coisas; e perceber que comer por razões emocionais não é nada mais do que fugir de situações como as relatadas acima: a obsessão irá cessar quando parar de fugir. Nesse momento, nossa resposta talvez seja, como disse Catherine Ingram* quando alguém perguntou como ela se permitia suportar uma tristeza tão profunda: "Eu vivo entre pessoas de coração partido. Elas permitem."

* Autora do *best-seller Passionate Presence — Experiencing the seven qualities of awakened aware.*

Não se trata do peso. Mas também não se trata de não se tratar de peso.

ALGUNS ANOS ATRÁS, RECEBI UMA CARTA COM uma faixa dos Vigilantes do Peso que dizia, em relevo: "PERDI QUATRO QUILOS." Logo abaixo dessa frase, a remetente escreveu: "E ainda me sinto uma droga!"

Pensamos que nos sentimos péssimas por causa do peso. E como nossas juntas e joelhos doem e não conseguimos caminhar três quarteirões sem perder o fôlego, é provável que estejamos péssimas fisicamente. Se, porém, passamos os últimos cinco, vinte, cinquenta anos obcecadas com os mesmos cinco ou dez quilos, há mais alguma coisa errada. Algo que não tem nada a ver com peso.

Minha amiga Sally foi a um casamento na Finlândia alguns anos atrás e encontrou uma prima distante que estava furiosa comigo. A prima disse que havia lido meus livros, seguido minha abordagem e engordado quarenta e cinco quilos. Ela me considerava uma charlatã, uma impostora, uma pessoa desprezível. Eu não a culpava. Se eu engordasse quarenta e cinco quilos acreditando que estava seguindo conselhos de uma especialista, também estaria furiosa. Afinal, são quarenta e cinco quilos! Minha resposta para a prima de Sally foi dizer, da maneira mais gentil possível — e com a segurança de milhares de quilômetros de distância entre nós —, que eu percebia que ela achava que estava me ouvindo, mas eu não defendo que se deva comer compulsivamente. E engordar quarenta e cinco quilos significa isso.

A maioria das pessoas fica tão feliz em ler e ouvir alguém cuja abordagem não seja centrada na perda de peso, que toma isso como uma licença para comer sem qualquer restrição. "A-ha!", elas dizem. "Finalmente, alguém entende que não tem nada a ver com peso." Nunca teve nada a ver com peso. Não tem nada a ver sequer com comida. "Ótimo", dizem, "vamos comer. Muito. Não precisamos parar."

A verdade é que não tem nada a ver com peso. Nunca teve nada a ver com peso. Quando descobrirem uma pílula que permita às pessoas comerem o que quiserem sem engordar, os sentimentos e as situações que tentaram evitar com comida ainda estarão lá e elas encontrarão outras maneiras inventivas de se anestesiar. No filme *O Feitiço do Tempo*, quando percebe que não vai engordar mesmo que coma milhares de tortas, Bill Murray come como se não houvesse amanhã (pois, no filme, não havia). O desafio, porém, dissipa-se assim que ele percebe que poderia ter tanta comida quanto quisesse sem as consequências habituais. Quando não existe o desafio, tudo o que sobra é um pedaço de torta. E quando você termina a torta, aquilo que não tinha nada a ver com a torta — mas que a levou até ela — ainda está lá.

No último ano, recebi cartas ou trabalhei com alunas que tinham:

- Hipotecado suas casas para pagar por cirurgias bariátricas e depois recuperaram o peso que haviam perdido.
- Pego dinheiro emprestado — uma boa quantia — de algum parente para fazer uma lipoaspiração e, depois, descobriram que ainda odiavam suas coxas.
- Perdido quilos e mais quilos e estavam tão decepcionadas com o fato de isso não ter resolvido as coisas que recuperaram os quilos perdidos.

Ou você sente vontade de acordar, ou sente vontade de dormir. Ou quer viver, ou quer morrer.

Não se trata do peso.

Mas também não se trata de não se tratar de peso.

Porque a realidade do ganho de peso e suas consequências físicas não podem ser negadas. Algumas das pessoas que participam dos meus retiros não conseguem sentar-se confortavelmente em uma cadeira. Elas não conseguem subir por um caminho com pequena inclinação sem sentir dor. Os médicos lhes dizem que correm risco de morrer a menos que percam peso. Precisam fazer cirurgias nos joelhos, nos quadris, cirurgias gástricas. A pressão sobre o coração, os rins e as juntas é demais para que o corpo possa funcionar corretamente. Por isso, trata-se de peso uma vez que o peso atrapalha as funções mais básicas, impedindo-as de fazer coisas, de se mexer, de sentir, ou seja, de ter uma existência completa.

A realidade da epidemia de obesidade — 75% dos americanos estão acima do peso — tem recebido ampla cobertura da imprensa. As estatísticas sobre peso, as novas drogas que estão sendo descobertas, a possibilidade de um gene da obesidade — tudo isso tem sido discutido *ad infinitum* na mídia. Ninguém discorda do fato de que estar quarenta quilos acima do peso é fisicamente desafiador.

Ainda assim, a questão é que não importa se a pessoa pesa setenta ou cento e cinquenta quilos — se ela come, mesmo que não esteja com fome, está usando a comida como droga. Está lidando com tédio, doenças e perdas, dor, vazio, solidão, rejeição. A comida é apenas o intermediário, o meio para se chegar a um fim. Para alterar as emoções, para deixá-las entorpecidas, para criar um problema secundário quando o original fica muito desconfortável, para morrer lentamente em vez de enfrentar a vida atrapalhada, surpreendentemente curta — ainda que dure cem anos. Acontece que o meio para chegar a esse fim é a comida, mas poderia ser o álcool, o trabalho, o sexo, ou a cocaína. Navegar na internet ou falar ao telefone.

Por uma infinidade de motivos que não entendemos completamente (genética, temperamento, meio ambiente), aqueles que comem compulsivamente escolhem a comida. Não é por causa do gosto. Não é por causa da textura ou da cor. Queremos quantidade, volume. Precisamos de muito para ficarmos inconscientes. Para apagar o que está acontecendo. A inconsciência é que importa, não a comida.

Alguns me dirão: "Mas eu gosto do sabor da comida. Na verdade, eu adoro o sabor! Por que não pode ser simples assim? Eu como muito porque adoro comida."

Mas...

Quando você gosta de alguma coisa, presta atenção a ela. Quando gosta de algo — de verdade —, dedica algum tempo a ela. Você sente vontade de estar presente o tempo todo.

A compulsão por comida não leva a esse sentimento. Você come e engole e sente um mal-estar tão grande que não consegue pensar em outra coisa além do fato de estar cheia. Isso não é amor; isso é sofrimento.

O peso (demais ou de menos) é um subproduto. O peso é o que acontece quando usamos a comida para nivelar nossas vidas. Mesmo com juntas doloridas, não tem nada a ver com a comida. Mesmo com artrite, diabetes, pressão alta. Tem a ver com a vontade de nivelar a vida. Tem a ver com o fato de ter desistido sem dizer isso. Tem a ver com a crença de que não é possível viver de outra forma — e de usar a comida para por isso para fora sem ter de admiti-lo.

Certa manhã, recebi esta carta:

> Cada vez que tento seguir o que você diz, fico com medo e então volto para a segurança do método dos Vigilantes do Peso. E todas as vezes que tento começar a marcar os pontos, uma semana depois acabo desistindo e entro em uma nova espiral de excessos compulsivos que me derrubam novamente.
>
> Minha principal preocupação é que não sei como encarar a atual deficiência nos outros aspectos da minha vida. Trabalho em um escritório de advocacia bastante respeitado de Nova York. Tudo indica que vou chegar a algum lugar e ser alguém algum dia, mas, por enquanto, tenho muito "a aprender" como realizar pequenas tarefas ou revisar documentos, mas nunca consigo me envolver completamente em nada. Consigo administrar a vontade de comer durante o dia, mas, à noite, volto para casa, insatisfeita, e devoro tudo.
>
> Eu consigo ver a ligação entre esse vazio e meus hábitos alimentares. Seus livros captam isso perfeitamente. Só preciso encarar minha frustração com o trabalho e minha carreira em vez de desviar minha atenção com comida. Mas não sei como lidar com isso porque preciso ficar nesse emprego mais oito meses, no mínimo (para conseguir meu bônus), e, provavelmente, por mais um ano depois disso, até que meu namorado termine um trabalho e nós possamos nos mudar para outro lugar. Intelectualmente, eu consigo aceitar esse trabalho como um passo a mais em minha carreira, mas, no dia a dia, as coisas só pioram.
>
> Acho que estou escrevendo isso mais para deter a compulsão, porém, mesmo com essa clareza, não tenho certeza de que conseguirei ficar atenta à minha fome e mantê-la de uma maneira controlada se este emprego continua a consumir minha energia.

Então, o que faz uma garota destinada a ser alguém sentir que não é alguém especial, até chegar lá? Como enfrentar o que ela não quer encarar sem comer? Esse é o verdadeiro dilema: "Eu não quero estar onde estou e por isso como para não 'piorar' as coisas. Como posso sentir as coisas piorarem sem comer para me sentir melhor?"

Vamos imaginar que ela continue a comer. Todas as noites, ela vai para casa e come compulsivamente. Em pouco tempo, vai engordar, depois engordar mais. Talvez engorde tanto que suas juntas e costas comecem a doer, a pressão sobre os joelhos se torne dolorosa e insuportável. Em vez de se preocupar com o fato de não ser ninguém, ela começará a se preocupar com a cirurgia que terá de fazer nos joelhos. Pronto, entrou para as fileiras dos obesos e começará a achar que seu problema é o peso. Se ao menos conseguisse emagrecer, seu corpo funcionaria bem (isso talvez seja verdade) e ela seria feliz (isso não é verdade). O problema, porém, não tem nada a ver com a comida que ela consome. Seu problema, apesar de acabar se tornando o excesso de peso, não é o peso. É que ela não sabe — ninguém nunca a ensinou — como "enfrentar" (como ela diz) sua "deficiência". O vazio. A insatisfação.

Vejo quatro possibilidades. A primeira é continuar fazendo o que ela está fazendo. Essa é a escolha da maioria de nós na maior parte do tempo. Presas a um dilema, um paradoxo: "Preciso ficar aqui, mas não quero. Ficar aqui me deixa infeliz. Ficando infeliz, eu como. Normalmente exageramos a vontade de comer por questões emocionais e dizemos que esse é o problema. A falta de força de vontade, a compulsão noturna, nosso tamanho cada vez maior. E apesar de acabar se tornando um problema que realmente precisa ser cuidado, é um problema que criamos para não termos de lidar com o desconhecido.

A sua segunda alternativa é sair do emprego e encontrar algo que ela queira fazer. Uma escolha mais difícil, principalmente se a sua paixão é ser advogada, o que, no começo, exige que realize tarefas que não a entusiasmam.

E sua terceira alternativa — aquela com a qual está lutando — é desatar o nó do que ela chama de "deficiência". Desmistificar o vazio do qual ela foge noite após noite. Se as sensações noturnas não fossem tão assustadoras, não haveria necessidade de buscar uma droga para entorpecê-las.

Deficiência. Vazio. São apenas palavras, nomes que evocam pensamentos assustadores. E tanto os pensamentos quanto as sensações baseiam-se em sua ideia do que deveria estar acontecendo, que não é: "Eu deveria ser alguém especial e aqui estou eu realizando trabalhos menores e revisando os documentos para outras pessoas. Não foi com isso que eu sonhei. Nunca vou chegar a lugar nenhum. Estou desperdiçando minha vida. E se as coisas ficarem assim para sempre? E se meus sonhos forem apenas bolhas de sabão? Eu devia saber que isso iria acontecer. Eu deveria ter escutado minha professora do primário quando ela disse que eu nunca seria nada. Ah, eu me sinto tão vazia! Eu me sinto deficiente, imperfeita, que não sou e nunca serei o suficiente. Preciso comer."

Falar em deficiência parece terrível? Mas é. Qual é a sensação atual? É como um grande buraco no estômago? No peito? É como se tudo tivesse desmoronado e ela estivesse se agarrando à beira de um grande abismo para não cair? Se ela parar de tentar se agarrar e se deixar cair, o que irá acontecer?

(Lembre que essas imagens estão na cabeça dela. Ela não está se agarrando à beira de um abismo de verdade, provavelmente está sentada em uma cadeira. A verdade é que ela não cairia em lugar algum caso, em sua mente, se deixasse "cair"). O vazio é a experiência do estado mental ou é outra coisa? Se é seu estado mental e se ela sente isso diretamente — no corpo, onde o vazio reside —, ela poderia perceber se existe algo realmente assustador ou se é apenas uma história que está contando a si mesma.

Existe um universo a ser descoberto entre "estou me sentindo vazia" e buscar a comida para fazer com que essa sensação desapareça. O problema do peso é previsível. Sabemos o que fazer quando temos esse problema: castigar-nos, causar algum mal a nós mesmas, comer menos *donuts*. Mas podemos ficar com o vazio, entrar nele, dar-lhe as boas-vindas, usá-lo para nos conhecer melhor, podemos distinguir as histórias que contamos a nós mesmas a respeito desse vazio dos sentimentos em si, aqueles que estão presentes agora — isso é radical.

Imagine não se assustar com nenhum sentimento. Imagine sabendo que nada irá destruí-la. Que você está além de qualquer sentimento, de qualquer estado mental. Que está maior, está mais ampla. Que não há nenhuma razão para usar drogas porque não há nada que a droga possa fazer que seja melhor do que saber quem você é. Entender, viver, ficar apenas com o que se apresenta na forma dos sentimentos que tem quando chega em casa à noite vinda do trabalho.

A quarta alternativa: aceitar a situação. Abandonando a resistência em fazer o trabalho duro. Entender que é assim que as coisas são agora, mantendo-se vigilante para prender sua atenção no momento presente.

A aceitação representa o desafio básico da alimentação compulsiva. É a razão pela qual não se trata de peso. É por isso que as pessoas perdem quatro quilos e ainda se sentem infelizes.

A falta de aceitação e a infelicidade da advogada são sinônimos. Ela pressupõe — confia totalmente nisso — que, ao se tornar Alguém Especial, não irá mais se sentir deficiente e não será mais assombrada pelo vazio. Eu também pensei assim. Milhões de vezes. É a canção "Quando eu emagrecer (Mudar de emprego, Começar um relacionamento, Terminar o relacionamento, Tiver dinheiro)". É o velho refrão "Se ao menos...". Chama-se adiar sua vida e sua capacidade de ser feliz para uma data futura, quando então, ah, então, você finalmente terá o que deseja e a vida será boa. Nos meus livros *Feeding the hungry heart* e *When food is love*, escrevi sobre as histórias de pessoas que perderam peso e continuaram a se sentir péssimas. Que conseguiram o que achavam que mais queriam e ainda assim a felicidade lhes escapava. Porque — sim, eu sei que isso é um clichê, mas é um clichê porque é verdade — a felicidade ou a infelicidade não dependem do que você tem, da sua aparência ou do que você alcança. Não sinto orgulho em dizer que já me senti péssima em qualquer lugar aonde eu fosse, com qualquer coisa ou qualquer pessoa com que eu estivesse. Já me senti absolutamente infeliz entre milhares de girassóis em um campo no sul da França em meados de junho. Já me senti absolutamente infeliz pesando quarenta e cinco quilos e usando calças tamanho trinta e quatro. E já me senti feliz usando tamanho cinquenta e seis, sentada com meu pai moribundo e sendo telefonista.

Não tem nada a ver com o peso. Não tem nada a ver com o objetivo. Não tem nada a ver com ser magra, ser alguém especial, ou chegar lá. Isso tudo é fantasia da nossa cabeça — e está no futuro, um futuro que nunca chega. Porque, quando seus objetivos forem atingidos, será "agora mesmo". E no "agora mesmo", você ainda será você, fazendo as mesmas coisas que faz agora. Você vai se levantar. Caminhar. Fazer o canal do dente. Abrir a porta da geladeira. Dormir. Sentir-se feliz. Sentir-se arrasada. Sentir-se solitária. Sentir-se amada. Irá envelhecer. Morrer.

Mas não é que não se trate de peso, porque se você continuar a usar a comida como droga, e a se enganar com o problema de peso, logo vai precisar cuidar do seu peso para poder se levantar, caminhar, abrir portas, dormir, sentir-se feliz, sentir-se arrasada, sentir-se amada, ficar velha, morrer — com algum grau de atenção, de sinceridade, de presença. Se você continuar martelando em outro problema e ignorar o frescor da própria vida, tudo o que vai conseguir ver é o que estiver martelando. Você não pode ignorar um problema só porque o fabricou.

Em algum momento, ele passará a girar em torno do peso. Quando você não consegue viver sua vida com tranquilidade, o peso em si precisa ser cuidado. Não que você deva ter o corpo de uma modelo. Não que você deva ter uma autoimagem que não tem nada a ver com seu corpo, com sua idade, com sua vida. Precisa cuidar do peso porque, se não cuidar, não vai conseguir viver. Vai se arrastar de um lugar para outro, sem fôlego. Ficar sentada é doloroso. Andar de avião é uma tortura. Ir ao cinema é um desafio. Você acaba ficando tão preocupada com o problema que criou que a sua vida fica pequena e seu foco se estreita. A vida passa a girar em torno de suas limitações, do que pode e o que não pode fazer. Quanto você consegue esconder? Quanta vergonha sente de si mesma? Você, então, anula suas sensações, abandona o mundo dos sons, da cor, do riso, em troca de uma realidade que você mesma criou. Se continuar usando a comida como droga, sua vida passará a girar em torno do peso, você perderá tudo o que não estiver relacionado ao seu problema de peso. Morrerá sem nunca ter vivido.

Aqui está a carta que escrevi para Ninguém Especial, a advogada que está esperando se tornar Alguém Especial e, enquanto isso, cria um problema de peso:

> Parece que você escolheu essa carreira e, por isso, todos os encargos dela. Você consegue aceitar isso? Não com resignação, que é como as pessoas definem aceitação. Não como vítima: "Coitadinha de mim! Não posso fazer nada a não ser aceitar a situação!", mas com a disposição de parar de definir suas tarefas como um meio para chegar a um fim e, em vez disso, viver o que você mesma escolheu. E se isso é exatamente o que você deveria estar fazendo porque é o que você está fazendo? E se cada pequena tarefa tiver a ver com aperfeiçoamento e você não perceber isso porque está em busca de outra coisa?
>
> É como lavar pratos. Se você se concentrar nos pratos para que a cozinha fique limpa, não perceberá o que acontece entre a sujeira e a limpeza. A temperatura da água, as bolhas do detergente, os movimentos da sua mão. Você não percebe a vida na zona intermediária — entre o agora e o que você acha que deveria ser sua vida. E quando você não percebe esses momentos porque preferiria estar fazendo outra coisa, está deixando passar sua própria vida. Esses momentos se foram. Você jamais irá recuperá-los.
>
> Mesmo quando você se tornar Alguma Coisa, esses momentos estavam certos, você estava indo a Algum Lugar — mesmo quando você chegar a ser Alguém porque você está aonde estava indo — sua vida pode não estar melhor se você não tiver aprendido a ficar desperta, viva, agora e se não aproveitar esse momento pelo que ele é. É tão fácil ser infeliz quando se é Alguém Especial quanto quando não se é Ninguém Especial. Porque, mesmo Alguém Especial ainda tem de viver em sua própria pele e lidar com o tédio, a rejeição, a solidão, a decepção. Até mesmo Alguém Especial vai para casa à noite e faz o que os Ninguéns fazem: dormem sozinhos. Você também deveria aprender a prestar atenção no agora. Aprender a habitar a vida que você escolheu, a ocupar cada centímetro da sua pele. Ocupar o espaço desse corpo que lhe foi dado. É seu lugar. Só seu.
>
> A escritora Annie Dillard diz: "A maneira como você passa seus dias é a maneira como você passa sua vida." Seja honesta, sem titubear. Pergunte a si

mesma como quer passar os seus dias. Já que você terá de revisar documentos de qualquer maneira, por que não ficar atenta à sua respiração e ao relógio enquanto faz isso?

O que quer que ofereça, a realidade do seu dia a dia tem de ser melhor do que a infelicidade autoimposta que você está criando por meio das histórias que conta a si mesma. Tem de ser melhor do que a compulsão noturna, a entrega ao ciclo de aversão por si mesma e as promessas de parar de comer tanto.

Volte. Rompa o transe. Preste atenção à sua respiração, aos seus braços, às suas pernas. Preste atenção aos sons. Ao barulho da cadeira. Ao zumbido da máquina de xerox. Repare nas cores. O azul do vestido de uma colega de trabalho. A mancha de café na gravata do chefe. Acorde para a vida que está ao seu redor a cada segundo. A cantora Pearl Bailey disse: "As pessoas veem Deus todos os dias; elas só não O reconhecem." E se todos os dias fossem uma chance de ver uma nova face de Deus? E se o que você precisasse estivesse bem à sua frente e você não estivesse reconhecendo?

Você já tem tudo de que precisa para estar satisfeita. Sua missão, apesar da escada corporativa que você está subindo, é fazer o que for preciso para perceber isso. E, então, não terá qualquer importância se você for Alguém Especial ou Ninguém Especial porque estará viva em todos os momentos — o que é, imagino, tudo o que você queria desde Chegar a Algum Lugar até ser Alguém.

Ou ser magra.

Além do que está danificado

EM ALGUM MOMENTO, COMECEI A ACREDITAR que o objetivo da vida era passar no teste que teria de fazer quando eu morresse. No momento em que suspirasse pela última vez, haveria uma sessão de tribunal em que eu seria obrigada a rever minha vida. Dada minha propensão a pegar o maior pedaço de tudo e acumular uma grande quantidade de brincos quando boa parte do mundo vivia com menos de um dólar por dia, não haveria dúvida quanto ao veredito: eu iria para o inferno. A menos, é claro, que passasse o resto dos meus dias tentando ser altruísta e andando sem maquilagem como Madre Teresa de Calcutá. Ou, no mínimo, distribuísse todas as minhas posses materiais e vivesse em uma casa feita de grama em um colchão de fibras naturais, usando roupas fabricadas com garrafas recicladas e me alimentando com uma dieta à base de microrganismos benéficos que vivem na sujeira.

Quando encontro as pessoas que vêm para meus retiros pela primeira vez, vejo essas mesmas crenças canalizadas por meio da relação com a comida. Como se o castigo com dietas rigorosas fosse compensar algo intrinsecamente danificado, fundamentalmente errado em sua própria existência. Ficar magro torna-se O Teste. Perder peso torna-se sua religião. Elas devem sofrer humilhações e tormentos, devem submeter-se a uma sucessão interminável de privações alimentares e então, e somente então, serão puras, serão santas, serão salvas.

Quando estava nos Vigilantes do Peso, no início da década de 1970, fiquei na casa de amigos durante uma semana. Eles se sentavam para comer bolo de carne com purê de batata e eu me sentava para comer o que estivesse em minha dieta. Certa noite, jantei o que havia sobrado do dia: duas porções de molho de tomate frio — o fogão não era uma das minhas especialidades — com uma porção de ricota. Estava comendo meu jantar quando meu amigo Alan perguntou:

— É isso mesmo o que você quer comer? Molho de tomate frio com um pedaço de queijo frio?

— Sim — respondi. — É claro!

A verdade, porém, era que eu não tinha opção. Não podia comer o que queria. Não podia querer o que eu queria. Precisava me sacrificar, expiar, compensar por ser eu mesma. Por ser gorda.

A parte mais difícil ao ensinar as pessoas a se respeitarem e ouvirem seus corpos é superar a convicção delas de que não há nada para respeitarem. Elas não conseguem encontrar um lugar nelas mesmas que esteja inteiro ou intacto. Assim, quando elas me escutam dizer para relaxar, quando me escutam dizer para confiar nelas mesmas, sentem-se como se eu estivesse lhes pedindo para se atirarem aos lobos. Banindo-as para a ruína feroz e selvagem. A possibilidade de que haja um lugar dentro delas, em todas as pessoas, que seja inviolável, que jamais engordou um quilo, jamais sentiu fome, jamais foi ferido, parece algo tão mítico quanto a deusa sumeriana Inanna, que desceu aos infernos e voltou à Terra. Então, eu lhes pergunto sobre o tempo em que eram bebês. Peço que se lembrem dos próprios filhos e de como as crianças vêm ao mundo lindas e merecedoras de amor. Elas acenam com a cabeça. Percebem que o quebrantamento é aprendido, não é inato, e que seu trabalho é descobrir o caminho de volta para o que ainda está inteiro.

Alguns meses atrás eu perdi meu rosto. Não foi algo como "Querido, perdi a chave do carro". Acordei uma manhã e descobri que meu rosto tinha sido substituído por um globo do tamanho de uma bola de praia; um buraco ondulado debaixo do meu nariz para o que antes era conhecido como minha boca; e duas saliências inchadas embaixo da minha testa, com fendas através das quais meus antigos olhos podiam ver. Protuberâncias vermelhas — resultado de uma reação alérgica — ocupavam a área em que vivia minha pele até então.

O retiro estava no segundo dos seus seis dias, e sua localização remota tornava impossível sair para receber atendimento médico e voltar a tempo da próxima sessão, portanto, não havia nada a fazer senão passar a semana enfrentando uma centena de pessoas sem meu rosto.

No terceiro dia, meu rosto tinha dobrado de tamanho e as protuberâncias pareciam ferrões de milhares de abelhas. No quarto dia, eu só consegui abrir um dos olhos.

— É difícil olhar para mim? — perguntei a um dos meus professores assistentes.

— Sim — disse ele.

— Pareço deformada?

— A-hã. Como o Homem Elefante*, mas só quando olhei para você pela primeira vez. Depois me acostumei — respondeu.

Gostaria de dizer que aceitei minha nova aparência com uma calma magnânima e a serenidade de um Buda, porém, minhas inerentes predileções pelo drama e pela histeria me arrastaram para a conhecida rotina. Eu tocava meu rosto a cada trinta segundos para ver se havia melhorado; causei a mim mesma imenso sofrimento, recusando-me a acreditar que aquilo estava acontecendo. Eu queria meu rosto de volta. Agora. Não era justo. Não que eu discordasse da ideia de perda. Ou de que certas perdas — a morte, por exemplo — faziam parte da vida. Mas perder meu rosto? Isso já era demais.

Quando eu via alguma coisa que respirasse — uma pessoa, um cachorro, uma lagartixa —, eu pensava: "Você ainda tem seu rosto, do que poderia reclamar?" Pensei em todas as pessoas com deformações no rosto. No verdadeiro Homem Elefante. Pensei: "Se conseguir ter meu rosto de volta, vou dar mais valor às maçãs do meu rosto. Nunca mais vou reclamar das minhas rugas, nunca mais terei um pingo de desprezo pelas manchas de sol, pelas rugas e pés de galinha. Vou acordar todas as manhãs e saudar minha fisionomia com entusiasmo e gratidão, como se fosse um milagre tão grande quanto uma mãe virgem."

E, então, lentamente, porque eu estava coordenando um retiro justamente sobre o olhar para além da superfície das coisas, comecei a perceber que não havia nada de errado. No início fiquei relutante, como uma criança de três

* Protagonista do filme de mesmo nome, dirigido por David Lynch. O Homem Elefante era portador do caso mais grave de neurofibromatose múltipla já registrado até o momento, tendo 90% do seu corpo deformado. Essa situação tendia a fazer com que ele passasse toda a sua existência se exibindo em circos como um monstro (*O homem elefante*, 1980).

anos de idade fazendo birra porque perdeu sua boneca favorita e que gostou da confusão que armou apesar de tê-la encontrado. Eu usava meu infortúnio como um casaco gasto. Porque podia. Porque sabia como. Porque me fez companhia durante anos. No entanto, quanto mais eu percebia que não podia mais usar meu rosto como logotipo — centro de tudo o que me fez ser o que sou —, mais livre eu me sentia. Sem meu rosto, minha identidade se desfez. Quando eu não pude mais fingir ser alguém especial, quando eu não pude mais combinar as diferentes partes de mim mesma em uma máscara que parecia coesa e no controle das coisas, um frescor inesperado passou pela porta.

Foi como naquelas ocasiões em que eu não conseguia dormir e ficava rolando na cama, suada e com calor, girando em um nó de atividade mental febril. Um pensamento entra como uma prece: "Vá lá fora. Saia pela porta da frente e olhe para o céu. Só por um minuto. Ouça a noite." Se consigo me levantar do transe hipnótico do que está errado, visto uma blusa, vou até a porta e entro na abóbada da noite. Frio. Silêncio. Milhões de pontos brilhantes. O coração bate uma, duas, três vezes. A mente descarta o frenesi, funde-se com a imensidão. Maravilhada com um mundo que não tem qualquer semelhança com aquele de dez minutos atrás, aquele que vivo construindo em minha cabeça, volto para casa como se eu também fosse um pontinho de brilho da dimensão ilimitada, andando por um corredor estranho, desaparecendo a cada passo, até voltar a pegar no sono.

Como eu não tinha rosto, quando precisei de benevolência ela apareceu. Quando chegou a hora de eu dar uma palestra, a fala apareceu. Tudo o que precisava acontecer — sentir, rir, chorar, pensar, dormir, sentar, andar, comer, experimentar, engolir — aconteceu sem meu rosto. Algo que normalmente não uso para me referir a mim ainda estava lá, embora o aparato físico que costumava associar a mim tivesse desaparecido. "O blablablá espiritual é isso", pensei. Essa presença inquebrantável, essa integridade sem prejuízos. É isso o que deve ficar depois que tudo o que pode morrer se vai e tudo o que pode ser perdido desaparece.

Como eu já estava no retiro, decidi usar meu rosto como parte das aulas. Perguntei às minhas alunas o que viam quando olhavam para mim. Elas acreditavam que ainda era eu mesmo sem meu rosto? O que eu mais queria era que usassem suas reações como forma de explorar suas crenças com relação aos seus corpos. Se engordassem cinco quilos, se seus braços não fossem como elas queriam, ainda seriam elas mesmas? Apesar da história criada em suas mentes sobre a maneira como deveriam ser, a maneira como queriam que fossem, a maneira como precisavam ser para que fossem felizes, havia alguma coisa errada? O que sobrava quando perdiam suas ideias sobre o que acreditavam que não podiam viver sem?

Meses antes, tínhamos feito um exercício de espelho juntas. Pedi a cada uma delas que caminhasse até um espelho de corpo inteiro e dissessem o que viam. As ladainhas com os julgamentos eram muito parecidas: "Vejo coxas monstruosas. Vejo um cabelo liso chapado. Vejo um horrível queixo duplo. Vejo braços flácidos. Vejo celulite — é horrível — aparecendo através da calça. Não aguento o que estou vendo. Não consigo olhar para mim mesma." O pensamento é: "Meu corpo e eu somos um. Não há nada de bom com relação ao meu corpo e por isso não há nada de bom com relação a mim."

Então, pedi que olhassem de novo para seus corpos, começando com os olhos. Pedi que olhassem além da cor e do formato dos olhos e vissem o que estavam vendo. Para as pessoas que não entendiam muito bem essa parte do ver o que estavam vendo, pedi que se lembrassem, mesmo que por um instante, como era no tempo de criança, antes de começarem a colocar rótulos e nomes nos objetos do mundo. Como era ver um espetáculo de forma e cor antes de saberem que era uma rosa e que pudessem compará-la com outras rosas. Como era descobrir um tesouro, qualquer tesouro — uma pedra, o mar, a mão da mãe — antes de aprenderem a descartá-lo como algo que já conheciam.

Todas imediatamente compreenderam o que eu dizia, como se eu estivesse usando uma linguagem secreta pela qual esperavam, sem perceber que a esperavam. Quando caminharam na direção do espelho, usaram expressões como "brilho, preciosa, completamente aberta".

— Vejo encantamento — disse uma.

— Vejo inocência — disse outra.

As pessoas começaram a ver beleza e encanto e uma festa de cores e formas ao olharem para seus rostos, para as pernas que as conduziam, para os braços que seguraram seus filhos. Uma das mulheres, depois de uma profusão de adjetivos que beiravam o êxtase sobre seu corpo (e o que era ver seu corpo), disse para mim: "Geneen! Você está me hipnotizando?" Ela não se lembrava, em toda a sua vida adulta, de ter olhado para si mesma com outro sentimento senão desdém. Eu disse a ela que acreditava que ela já havia sido hipnotizada — e que se odiar era o resultado disso.

Em nosso retiro Sobre o Rosto, a maioria das pessoas disse que não havia reparado no meu rosto por mais do que um momento passageiro. Um rosto, ao que parece, é apenas o ponto de entrada do que está além dele. Para o que uma aluna chamou de "a essência". (Nem todas foram tão nobres. Uma delas disse: "Ah, é uma reação alérgica! Eu estava me perguntando por que você parecia tão descomposta e velha.")

— E é assim que vocês se sentem com relação aos seus corpos? Que ele é o ponto de entrada para o que está além dele? Para alguma espécie de essência? — perguntei.

As respostas foram: "Não muito. Na verdade, não. De jeito nenhum. Você está brincando?"

Alguém disse:

— E se eu estiver perdendo a parte essencial? E se eu estiver completamente arruinada?

— Não é possível — respondi — Olhe novamente.

Então, contei-lhe a história do sufi dervixe* chamado Mullah Nasrudin, que contrabandeava preciosidades pela fronteira e enganava os guardas. Todos os dias, durante quatro anos, ele ia e voltava, e cada vez que cruzava a fronteira, os guardas sabiam que ele estava escondendo mercadorias valiosas que venderia por somas aviltantes do outro lado. Mas, apesar de todas as buscas e do fato de verem que ele estava prosperando, não conseguiam encontrar nada na sela do burro que levava. Finalmente, anos mais tarde, depois de Nasrudin ter-se mudado para outro país, o guarda da fronteira perguntou-lhe: "Está certo, pode me dizer agora. O que você estava contrabandeando?". Nasrudin abriu um grande sorriso. "Meu caro amigo", ele disse, "eu estava contrabandeando burros."

Está escondido e plenamente à vista. O segredo aberto. Todos os dias, estamos em contato com aquilo que não está arruinado, mas estamos tão ocu-

* Manifestação cultural de fundo religioso islâmico, em que adeptos rodopiam ao som de músicas tradicionais. Os dervixes rodopiantes fazem parte da ordem mevlevi do sufismo, uma corrente do Islã surgida há 700 anos. Atualmente, perdeu muito de sua essência religiosa, sobrevivendo, sobretudo, por seu valor cultural. Os sufis mevlevi acreditam que seja possível atingir o êxtase do amor universal pela prática do giro, assim como todas as coisas do universo, como a Terra e os demais planetas.

padas prestando atenção aos milhões de detalhes da vida cotidiana que não o percebemos. Podemos lhe dar ou não um nome, ainda estará lá. Prestemos ou não atenção, não irá embora.

Pense em uma época em que você foi transportada para além de como você normalmente se define. Quando o tempo parou.

E você sentiu os limites da vida comum se dissolverem e a porta se abrir para outra dimensão. Talvez tenha acontecido apenas uma vez, quando estava no meio de uma floresta tropical ou quando deu à luz. Talvez tenha acontecido quando você estava com vinte anos e usava drogas. Talvez aconteça sempre que você está no meio da natureza ou quando, sem razão alguma, fica feliz. Cinco minutos atrás você arrastava os pés. O sol estava muito quente. Seus filhos berravam, seu chefe gritava e você odiava sua vida. E, de repente, você vislumbra a beleza e é como se alguém abrisse a porta da gaiola e a deixasse sair da máscara de ferro da sua mente. Nada mudou desde o minuto anterior, mas tudo parece completamente diferente.

Entre suas muitas motivações, comer compulsivamente é alcançar, ansiar, tentar entrar em contato com o lugar que ainda está intacto. Quando você pergunta às pessoas com transtornos alimentares a respeito de suas motivações para procurar comida, elas dizem coisas como: "Eu quero paz. Sossego. Esquecer de mim mesma por um tempo. Entrar em outra esfera." É como se já intuíssem o que está além de suas preocupações pessoais e como se usassem a comida para acessá-lo. O que, não é de surpreender, leva a mais dor. Porque, embora a tentativa possa ser honrosa, os meios para alcançá-la causam alienação, isolamento, sofrimento.

Com o tempo, ficamos tão cansados de tentar nos consertar que paramos. Vemos que jamais conseguiremos ficar bem. Jamais conseguiremos ser outra pessoa. E, por isso, paramos de tentar. Vemos que não há nenhuma meta, nenhum fim, nenhum teste para fazer. Ninguém está marcando os pontos. Ninguém está nos observando e decidindo se somos suficientemente dignos para subir. Como disse uma vez um dos meus professores: "Você não pode estar empacado se não está tentando chegar a lugar algum.". Acabamos vendo que foi o investimento no nosso quebrantamento, o esforço constante para nos consertar o que exatamente manteve nossa integridade à margem. Se você acha que seu trabalho vai resolver o que não está bem, continuará encontrando outros lugares ruins para consertar. É melhor do que não ter emprego. Especialmente com a atual situação econômica.

De uma das minhas alunas:

> Durante o retiro, percebi o quanto tentei me compensar por ser eu mesma. O quanto lutei e me esforcei para combater o que acho que está errado. Percebo que ninguém está fundamentalmente danificado — que toda criança nasce com a noção intacta de ser ela mesma —, mas a arquitetura do meu sistema nervoso parece estar inclinada para certa direção: eu tenho de compensar o fato de ser quem sou. Não posso dar ouvidos aos meus impulsos porque se eu (a danificada) os estou tendo, eles devem estar danificados. E, assim, tenho de fazer exatamente o que não quero porque, se é duro, se eu sofro, deve ser a coisa certa. A dificuldade e o sofrimento irão de alguma maneira limpar minha ficha, consertar o estrago.
>
> Muito da minha vontade de "despertar" veio do desejo de ser boa. Como se houvesse uma grande mãe no céu olhando o que faço e me dando estrelas douradas por levantar todos os dias e meditar. Por me esforçar tanto e durante tantos anos. Sinto como se precisasse descobrir o que estou fazendo pela minha autoexpressão, e o que estou fazendo pelo meu desenvolvimento. O que estou fazendo porque é importante e o que estou fazendo para ter algo que não acredito que tenha, ou para ser alguém que não acredito que seja. Estou tão cansada dessa busca — sem encontrar nada — que estou desistindo. É assustador dizer isso. É como quando desisti das dietas. Eu me senti como se estivesse cometendo uma heresia anunciando ao mundo e a mim mesma que podia confiar em mim. Agora é uma desistência diferente: é uma tentativa de reparar quem eu sou. Mas estou preparada. Sinto nos ossos. Eu já não acredito que esteja danificada. Ou que, se estou, não exista uma maneira de consertar.

Tenho uma certeza: sempre que paro de brigar com o jeito como as coisas são, algo acontece. Algo acontece a todas as minhas alunas quando interrompem as crenças familiares sobre medo, deficiência e vazio. Não sei que nome dar a essa mudança nos acontecimentos ou ao frescor que vem em seguida, mas sei qual é a sensação: alívio. É uma sensação de bem-estar infinita. Como se todas as fragrâncias doces estivessem sendo destiladas, toda a beleza se tornasse estonteante, todas as lindas melodias que você já ouviu ressurgissem. Parece a essência da benevolência, da ternura, da alegria, da paz. Como o próprio amor. E no momento em que o sente, reconhece que você é ele e que você esteve aqui o tempo todo, esperando que ele voltasse.

Quando você esquece, o que sempre acontece, subitamente entende que a gentileza com quem quer que seja — uma planta, um animal, um estranho, um parceiro — aproxima você desse amor. Que tomar conta do seu corpo é tomar conta dele. Que cuidar da Terra é cuidar dele. E que você daria as costas para qualquer coisa ou qualquer pessoa que lhe pedisse para deixá-lo, porque ele é o que você queria, o que você desejava, é o que você amou por uma eternidade. Você sabe sem saber como sabe que todos os passos que já deu, todas as pessoas que já amou, e todas as tarefas que já realizou foram esse Amor encontrando ele mesmo. É você voltando para si mesma. E que o inferno nada mais é do que abandoná-lo. O paraíso já está aqui na Terra.

Reensinando a ter graça

QUANDO EU ESTAVA NO COLEGIAL, COSTUMAVA sonhar que tinha as pernas de Melissa Morris, os olhos de Toni Oliver e o cabelo de Amy Bryer. Gostava da minha pele, dos meus seios, dos meus lábios, mas o resto não tinha jeito. Então, com vinte e poucos anos, sonhei que estava cortando pedaços das minhas coxas e dos meus braços, como quando se destrincha um peru, com a certeza de que, se eu pudesse cortar o que estava errado, somente as partes boas — as bonitas, as magras — ficariam.

Eu acreditava que havia uma meta, um lugar aonde eu chegaria e finalmente encontraria a paz. Também acreditava que, para chegar lá, tinha de me julgar e me envergonhar e me odiar, também acreditava em dietas.

As dietas se baseiam no receio não verbalizado de que você é uma louca, uma terrorista alimentar, uma lunática. Com o tempo, você destruirá tudo o que ama e, por isso, precisa ser detida. As dietas prometem não apenas que você terá um corpo diferente, mas que, tendo um corpo diferente, terá uma vida diferente. Se você se odiar bastante, irá se amar. Se você se torturar bastante, irá se tornar um ser humano relaxado e pacífico.

Embora a noção de que o ódio leva ao amor e de que a tortura leva ao relaxamento seja absolutamente maluca, nós nos deixamos hipnotizar para acreditar que o fim justifica os meios. Nós nos convencemos, e ao resto do mundo, de que a privação, a punição e a vergonha levam à mudança. Tratamos nosso corpo como se fosse o inimigo, como se o único resultado aceitável fosse a aniquilação. Nossa crença profundamente enraizada é que o ódio e a tortura funcionam. E, apesar de nunca ter conhecido alguém — nem uma única pessoa — para quem a guerra com o corpo tenha levado a uma mudança duradoura, continuamos a acreditar que, com um pouco mais de autoaversão, vamos vencer.

* * *

Uma apresentadora de tevê uma vez me perguntou como as pessoas poderiam mudar sua relação com a comida. Quando respondi que o entendimento era o primeiro passo, ela disse:

— É isso? Só isso? Devemos acreditar que a mudança gira em torno do autoentendimento?

Sim, como primeiro passo. Porque até que você entenda quem acha que é, a verdadeira mudança não é possível. Mesmo que você tenha muita sorte e consiga absolutamente tudo o que acha que quer, ainda se sentirá infeliz e miserável. E gorda.

Você pode ter muito dinheiro ou amor ou coxas magras e ainda assim se sentir como se estivesse separada de tudo o que é bom na vida. Apesar das circunstâncias atuais, suas crenças mais profundas irão sempre — cem por cento do tempo — reconfigurá-la de acordo com os padrões familiares que você associa a si mesma. Será impossível manter seu peso natural. Será impossível ter o que você quiser. Quando alguém realmente a amar, você não lhe dará importância. Dirá que não é atraente, que é uma pessoa superficial, tola. Você se sentirá como uma impostora vivendo a vida de outra pessoa. E, mais uma vez, vestirá a pele e a vida da falta de amor, da maneira que achar mais familiar.

Até você entender que está caminhando para o dano e a destruição, para um casamento com a alimentação compulsiva e todos os problemas que ela acarreta, até perceber que está insistindo nisso, mesmo que inconscientemente, nenhuma mudança será duradoura porque você estará trabalhando contra suas tendências naturais. Estará atropelando suas convicções mais profundas sobre o que é estar viva.

A forma do seu corpo obedece à forma de suas crenças a respeito de amor, valor e possibilidade. Para mudar seu corpo, você precisa primeiro entender o que o está moldando. Não lutar. Não forçar. Não excluir. Não se envergonhar. Não fazer nada, mas aceitar e — sim, Virgínia — entender. Porque se você se forçar, privar-se e se envergonhar para ser magra, acabará sendo uma pessoa privada, envergonhada, temerosa, que também será magra por dez minutos. Quando abusa de si mesma (insultando-se e ameacando-se), você se torna um ser humano ferido, independentemente do seu peso. Quando se demoniza, quando incita uma parte de você contra outra — a vontade férrea contra sua fome insondável —, acaba se sentindo dividida, maluca, temerosa de que a parte que trancou irá, quando estiver menos preparada, tomar conta e arruinar sua vida. Perder peso obedecendo a um programa de dieta no qual você diz para si mesma que tem de abandonar o impulso de devorar o universo é como construir um arranha-céu na areia; sem alicerces, a nova estrutura desaba.

A mudança, para ser duradoura, deve ocorrer primeiro nos níveis não vistos. Com entendimento, questionamento, abertura. Com a compreensão de que você come do jeito que come para se manter viva.

Digo às minhas alunas nos retiros que há sempre, sempre, razões muito boas para se voltar à comida. A menos que afirmem que são fundamentalmente sãs e que o que estão fazendo faz todo o sentido — que têm como meta descobrir os padrões não verbalizados, não vistos, desconhecidos aos quais elas se sujeitam, mas que não se atiram simplesmente na direção que suas mentes resolvem —, estarão em guerra com elas mesmas, independentemente de seu peso. Nós nos concentramos na crença na guerra, não no peso, porque, se a crença se desfizer, acontecerá o mesmo com o peso.

Nosso trabalho não é mudar o que você faz, mas testemunhar o que faz com consciência, curiosidade e ternura suficientes para que as mentiras e velhas decisões sobre as quais a compulsão se baseia venham à tona e desapareçam. Quando não acreditar mais que a comida irá salvar sua vida, quando se sentir cansada, oprimida ou solitária, você vai parar. Quando acreditar mais em você mesma que na comida, vai parar de usar a comida como sua única chance para não desmoronar. Quando a forma do seu corpo não for mais compatível com a forma das suas crenças, o peso desaparece. Sim, é simples assim.

Você vai parar de se voltar para a comida quando começar a entender em seu corpo, não apenas com a cabeça, que há algo melhor do que a comida. E, dessa vez, quando perder peso, conseguirá manter a nova forma.

> A verdade — e não a força — realiza o trabalho de acabar com a alimentação compulsiva.
> A consciência — e não a privação — informa o que você come.
> A presença — e não a vergonha — muda como você se vê e no que confia.

Quando você parar de lutar, de sofrer, de girar em torno da comida e do seu corpo; quando parar de manipular e de controlar; quando relaxar e ouvir a verdade do que está lá; algo maior do que seu medo a alcançará. Com experiências repetidas de abertura e tranquilidade, aprende a confiar em algo infinitamente mais poderoso do que um conjunto de regras que alguém inventou: no seu próprio ser.

O poeta Galway Kinnel escreveu: "Às vezes, é necessário reensinar a uma coisa sua graça."

Tudo o que fazemos, eu digo às minhas alunas, é reensinar nossa graça a nós mesmas.

Depois que parei de seguir dietas e meu peso se normalizou, algumas das crenças que alimentam minha relação com a comida ressurgiram na busca incansável para ter sucesso e na incapacidade para descansar ou sentir satisfação com o que fazia, com o que tinha ou amava.

Não importava o que pensasse ou fizesse ou escrevesse, eram os pensamentos errados, os livros errados. Se estava infeliz, se desejava algo que não tinha, se alguém tivesse (o que quer que fosse) e eu não, eu sabia quem eu era.

Onde os outros viam início, eu via ruína. Onde viam amor, eu via tédio. Onde viam paz, eu via asfixia. O contentamento me deixava nervosa. A felicidade me deixava ansiosa de uma maneira que eu não conseguia explicar. Esquecer a angústia, porém, era como esquecer o mundo que eu conhecia. Era como se eu estivesse traindo a criança que havia crescido desesperada, gorda e solitária.

Quando meu casamento tácito com a infelicidade começou a emergir por meio das práticas que descrevo neste livro, eu já estava casada com Matt e tinha conquistado um sucesso financeiro maior que a maioria das pessoas do mundo. Olhando para mim, ninguém jamais saberia o que estava por baixo da superfície, mas, de repente, olhei para meu marido e pensei: "Quem é você? Odeio essa calça e o modo como mastiga o cereal. Por que foi que me casei com você?" Então, olhei à minha volta, para os meus amigos, meu bairro, minha vida e parecia que não estava em minha própria pele.

Quando você acredita sem saber, acredita que está com o âmago machucado, que precisa esconder esse dano de quem ama. Circula com vergonha de ser você mesma. Tenta compensar sua aparência, sua maneira de andar, de sentir. Tomar qualquer decisão é uma agonia porque se você, a pessoa que toma decisões, está sem condições de fazê-lo, então, como pode confiar no que decide? Duvida de seus próprios impulsos e, por isso, adquire a habilidade de buscar conforto fora de você. Especializa-se em encontrar especialistas e programas, esforçando-se cada vez mais e mais para se modificar, mas esse processo só reafirma o que já acredita com relação a si mesma — que suas necessidades e escolhas não são confiáveis e que se você ficar por sua própria conta estará fora de controle.

As dietas são um retrato da crença de que você tem de corrigir o fato de ser você mesma para ser merecedora de sua vida. Elas não são a origem dessa crença, mas apenas uma expressão dela. Até que a crença seja identificada e questionada, nenhuma perda de peso tocará a parte que está danificada. Uma vida de sofrimento com comida encaixa-se perfeitamente na definição que você formou sobre o que é estar viva. Para você, fará todo o sentido o fato de que o ódio leva ao amor e de que a tortura leva à paz, porque você estará operando com a convicção de que deve morrer de fome, privar-se e se punir para tirar a maldade que está em você. Não conseguirá manter a perda de peso porque estar com seu peso natural não bate com suas convicções sobre a maneira como a vida precisa transcorrer. Quando, porém, a crença e as decisões subsequentes são questionadas, as dietas e o desconforto com seu corpo perdem seu poder de sedução. Só a benevolência faz sentido. Todo o resto é torturante.

Você não é um erro. Você não é um problema a ser resolvido, mas não vai descobrir isso até estar disposta a parar de bater a cabeça contra o muro da vergonha, da prisão e do medo. O poeta sufi Rumi, escrevendo sobre pássaros aprendendo a voar, concluiu: "Como eles aprendem? Eles caem e, caindo, ganham asas!".

Se ficar esperando até ter os olhos de Toni Oliver e o cabelo de Amy Bryer, se para se respeitar você espera até estar com o peso que imagina precisar, você nunca se respeitará, porque a mensagem que estará dando a si mesma enquanto tenta alcançar seu objetivo é a de que está danificada e não pode confiar em seus impulsos, desejos, sonhos, em sua essência — com qualquer peso.

Uma aluna do retiro escreveu:

> As mudanças no meu corpo (perdi onze quilos e isso é o mínimo que me aconteceu) não mostram as mudanças na minha vida. É uma constante jornada de lembranças [...] de se sentir viva em vez de caminhar como uma morta-viva [...] de realmente viver momentos maravilhosos, gloriosos, de verdadeira alegria (e não costumo usar essa palavra com frequência) [...] de sentir orgulho, força e esperança, que aparecem quando consigo ficar com meus sentimentos em vez de ligar o piloto automático e me atirar na comida [...] de conseguir me tratar com genti-

> leza, benevolência e compaixão em vez de me sentir como um saco de pancada [...] e o meu maior tesouro: ser capaz de sentir amor por mim mesma — e, com esse amor, sentir amor por meus filhos, por meu parceiro, pelas pessoas nas ruas. Durante tantos anos, eu soube como era importante me amar, mas só conseguia ter essa ideia na cabeça, nunca sentir com meu coração.

Ou você se dispõe a acreditar na benevolência, ou não. Ou você se dispõe a acreditar na sanidade básica do seu ser, ou não. Para receber asas, precisa estar disposta a acreditar que foi colocada neste mundo por algo mais do que sua interminável tentativa de perder os mesmos quinze quilos, trezentas vezes, durante oito anos. E essa benevolência e beleza são possíveis, mesmo em algo tão material quanto o que come no café da manhã. Começando agora.

Quando você dá os primeiros passos, quando começa a se tratar com a benevolência que acredita que só as pessoas magras ou perfeitas merecem, descobre que, afinal de contas, o amor não a abandonou.

2ª Parte

Práticas

Tigres na mente

NÃO IMPORTA O QUANTO VOCÊ TENHA SE DESENvolvido em qualquer outra área da vida, não importa no que diz acreditar, não importa quão sofisticada ou esclarecida pense que é: a maneira como você come diz tudo.

Triste.

Mas pense desta maneira: o desejo de comer quando não está com fome revela aquilo em que você realmente acredita no que diz respeito à vida aqui na Terra — sua armadura de crenças com relação aos sentimentos, ao sofrimento, ao recebimento, à cuidadosa nutrição, à abundância, ao descanso, a se ter o bastante. E, ao saber em que acredita, pode começar a questionar a verdade disso.

No momento em que você pega a batata frita para esquecer o que sente, está, efetivamente, dizendo: "Não tenho escolha a não ser me entorpecer. Algumas coisas não podem ser sentidas, entendidas ou elaboradas." Está dizendo: "Não existe possibilidade de mudança, por isso é melhor comer. A benevolência existe para todos, menos para mim, é melhor comer. Estou fundamentalmente danificada, por isso, é melhor comer." Ou ainda: "A comida é o único prazer verdadeiro na vida, por isso, é melhor comer."

Quando você começa a questionar suas crenças fundamentais, simplesmente não tenta mais consertá-las, mudá-las ou melhorá-las. Você respira fundo uma, duas vezes. Percebe sensações no seu corpo: se há formigamento, palpitação, calor ou frio. Percebe o que sente e, mesmo que sempre tenha chamado esse sentimento de "tristeza", fica curiosa, como se não houvesse uma palavra relacionada a ele; nenhum rótulo para descrevê-lo; é como se fosse a primeira vez que o tivesse encontrado. É um monte de cinzas no seu peito? É como um buraco no seu coração? Quando você o percebe, ele muda ou se abre?

Esse tipo de questionamento cria uma ponte entre quem você acha que é e quem você realmente é. Entre o que você diz a si mesma baseada nas histórias do seu passado e o que sente baseada na sua experiência direta atual. Permite que você distinga entre os velhos padrões familiares e a verdade viva, atual.

Passei anos fazendo terapia, anos praticando vários tipos de meditação. Eu sabia como ficar remexendo nas feridas da minha infância e sabia como transcendê-las, como curar a dor de ser abusada e como entrar em contato com a parte de mim que nunca foi abusada. Mas, quando eu terminava a meditação e o passeio pelo reino dos céus, era atirada novamente para o dia a dia do mundo da minha personalidade como se os dois não tivessem qualquer ligação. Embora a transição fosse um dos benefícios prometidos pela meditação, eu falhava completamente. Se me envolvesse em uma discussão, meus trinta minutos diários de serenidade eram imediatamente substituídos por meus defeitos e crenças enraizadas: "Não confie em ninguém; o amor machuca; se eu não agarrar tudo agora, não sobrará nada pra mim."

Meditar me ensinava como transcender minha vida, mas eu queria aprender como vivê-la. E queria, como disse William James, fazer isso "de maneira esplendorosa e começando agora. Sem exceções".

Assim, tornando-me aluna da Diamond Approach, aprendi um tipo de questionamento — um processo filosófico, científico, psicológico e espiritual que existe de diversas formas há milhares de anos. A versão que aprendi era baseada no corpo e sempre começava com o momento presente, com minha experiência direta. Minha professora, Jeanne Hay, disse: "Você está se esforçando demais, está trabalhando muito, está fazendo terapia há muito tempo. Em vez de tentar mudar tudo, comece a perceber o que já está aqui. Preste atenção ao que você já sente: tristeza, tédio, felicidade, fome, infelicidade, êxtase." Ela disse que, se eu ficasse curiosa a respeito dos enormes pedaços de objetos voadores (minhas velhas crenças) que estavam absorvendo minha atenção, eles iriam mudar, abrir-se, dissolver-se.

Não acreditei nela no início. Esse tipo de questionamento exige que você incorpore completamente um sentimento, e eu pensava, como pensam agora minhas alunas, que mergulharia na tristeza, seria consumida pela raiva. E achava que manter os sentimentos afastados era o que me permitia funcionar e que, se praticasse o questionamento, eu não conseguiria aguentar.

Mas estar com os sentimentos não é a mesma coisa que mergulhar neles. Com consciência (a habilidade de saber o que está sentindo) e presença (a habilidade de entrar de cabeça em um sentimento enquanto compreende que essa atitude é maior do que o sentimento), é possível entrar em contato com o que você acredita que irá destruí-la sem ser destruída. É possível lidar com grandes ondas de sentimentos como dor ou pânico, ou com pequenas, como a tristeza e a irritação.

O caminho que vai da obsessão à presença anteriormente mencionada não se refere a curar nossas "crianças feridas" ou a sentir cada pedacinho de raiva ou dor que nunca sentimos para que possamos ser bem-sucedidos, magros e felizes. Não estamos tentando nos recompor. Nosso objetivo é manter de lado quem pensamos que somos. É entrar em contato com esses sentimentos não para poder culpar nossos pais por não terem dito "Oh! querida", não para socar travesseiros e expressar nossa raiva de todos aqueles que nunca confrontamos, mas porque sentimentos inadequados tornam obscura a nossa capacidade de nos conhecermos. Enquanto nos considerarmos a criança ferida por um pai inconsciente, jamais cresceremos. Jamais saberemos quem realmente somos. Continuaremos procurando o pai que nunca apareceu e nos esqueceremos de ver que quem está procurando já não é mais uma criança.

Catherine Ingram, em seu livro *Passionate Presence*, conta uma história sobre um amigo seu que lhe perguntou: "Se você estivesse rodeada de milhares de tigres, o que faria?" Catherine respondeu: "Caramba, não sei o que eu faria! O que você faria?". E o jovem replicou: "Eu pararia de fingir!"

A maioria de nós está tão oprimida pelos tigres assustadores em nossas mentes — nossas histórias de solidão, rejeição, dor — que não percebe que eles estão no passado. Eles não podem mais nos machucar. Quando percebemos que as histórias que nos assombram são apenas histórias, podemos ficar com o que sentimos no presente, agora, diretamente em nossos corpos. Formigamento, palpitação, pressão, opressão, aflição, sensação de uma grande bola de concreto no peito. E estando em contato imediato com o que sentimos, a ligação entre os sentimentos e o que está além dele se revela. Vemos que somos muito mais do que um determinado sentimento, por exemplo, quando conseguimos explorar a tristeza, pois ela pode se transformar em um prado verdejante de paz. Ou, quando nos permitimos sentir todo o calor da raiva sem expressá-la, o que se revela é uma montanha de força e coragem.

Nosso gato, Mookie, chegou até nós por meio de um amigo que jurou que, por causa de sua natureza dócil, era incapaz de ir lá para fora. Mas, três semanas depois, descobrimos que o grande objetivo de Mookie na vida era mutilar e matar. Ele atacava nossa cachorra, Celeste, diariamente — pulava em suas pernas traseiras e as mordia — apesar de ela ser dez vezes maior que ele. Ele sacudia lagartos na boca com alegria, comia pintassilgos começando pela cabeça e acabando com cada osso, cada olho, cada pena. Mookie era um tiranossauro no corpo de um gato. Ele se pavoneava, destruía, rugia. Também fazia xixi em toda parte. Em nossa cama, na cama de Celeste, nas cadeiras, nos tapetes, nas poltronas. No começo, pensei que ele devia estar doente — infecção na bexiga, alguma doença nos rins, mas o veterinário disse que os rins estavam bem, a bexiga estava ótima. Tratava-se de um problema comportamental. Ele disse: "Esse gato está procurando vingança". "Por quê? Por ser paparicado, cuidado e alimentado com aspargos quando a maior parte do mundo está passando fome?", perguntei.

Durante três anos, alternei períodos de ódio com relação a Mookie, quando ele fazia xixi, e de amor, quando não fazia. Como disse minha amiga Annie, ele tornava minha vida inviável sendo tão impossivelmente lindo. Ele piscava aqueles lindos olhos azuis e eu sucumbia diante de tanta beleza. Ele aparecia e ficava atrás de um vaso de violetas. Aquela perfeição — seu rabo macio, as orelhas cinza, os longos bigodes — me derrubava. Sempre tive um pouco de problema para optar pela função em vez da forma. Quando estava com vinte e oito anos, recebia um salário mensal de trezentos e cinquenta dólares, dos quais precisava tirar o pagamento do aluguel, comprar comida, gasolina, livros e ir ao cinema. Quando, porém, vi uma casinha de frente para o mar por trezentos e vinte e cinco dólares ao mês, decidi que preferia passar fome a viver em outro lugar. Por isso, Mookie me dobrava: porque era lindo. "Mas é aí que está o problema", disse outro amigo. "Ele acha que você o ama porque ele é lindo. Ele quer ser amado pelo que é. Não por sua aparência. Ele faz xixi para testar seu amor."

"Ah! Dá um tempo!", respondi.

Matt e eu tentamos tudo para acabar com o xixi. Colocamos detectores de movimento em lata de aerossol e, todas as vezes que ele se aproximava de um de seus lugares favoritos, o aerossol disparava e o assustava. Ele aprendeu a fazer xixi entre uma borrifada e outra. Arrumamos um produto que tirava o cheiro de xixi de gato das poltronas, do sofá, da cama. Colocamos pequenos vidros com essência que deveria perfumar a casa com um hormônio de felicidade que deixaria Mookie tão bem que não sentiria vontade de fazer xixi.

Também gritamos e conversamos com ele, além de consultar três veterinários para descobrir o que fazer.

E o xixi continuava. Eu ficava furiosa, colocava-o para fora de casa durante uma ou duas horas, ameaçava dá-lo para outra pessoa e, depois, apaixonava-me de novo. Sentia-me uma molenga, uma covarde, decidindo sempre que aquela seria a última vez que ele faria xixi na cadeira. Um dia, ele entrou em meu escritório novo, subiu no sofá novo e fez xixi. Eu gritei, peguei-o no meio do ato e atirei-o porta afora. "Seu estúpido", pensei. "Seu ingrato. Seu monstro de olhos azuis. Chega! Acabou!" Ele voltou uma hora depois piscando os olhos para mim, mas eu não iria ceder. Meu coração não iria se derreter. Eu não era mais uma covarde diante da beleza.

No jantar daquela noite, ele não apareceu na porta de trás, nem quando saímos sacudindo o saco de comida pelo quintal.

Além de matar, o maior prazer de Mookie era comer. Todos os meus bichos comem compulsivamente, e Mookie não era exceção. Ele era capaz de atacar uma abóbora crua se eu a deixasse sobre o balcão. Era capaz de arrancar um pacote de pão do carro, abrir o saco e devorar tudo, deixando apenas algumas migalhas. Ele comia abacates, cerejas, nabos. E nunca perdia o horário de uma sequer de suas refeições. Nenhuma.

Ele não veio para casa. Subimos e descemos pela entrada de carros, chamando, procurando. Nada do Mookie. Eu estava convencida de que havia ficado tão irritada com ele que ele jamais iria querer voltar. Ou que minha raiva tinha provocado sua raiva e ele ficara tão furioso que decidira fugir. Para procurar um lar melhor, outros lugares para fazer xixi.

Quando amanheceu, saí para procurar Mookie e, ao passar por um pequeno arbusto que ficava perto da porta de trás, eu o vi estendido, como se estivesse prestes a pegar um lagarto.

— Mookie? — chamei. Mas ele não se mexeu. Com o coração disparado, saí à procura de Matt.

— Venha! Encontrei Mookie, mas há alguma coisa errada.

Matt o tocou.

— Ele está frio. Está morto — Matt disse.

E nós dois começamos a chorar. Abraçamo-nos. Choramos por muito tempo. Então eu disse:

— Eu o matei. Minha raiva o matou.

— Isso é ridículo! Ele nunca perdeu uma refeição por mais brava que você estivesse com ele.

— Então, ele morreu de frio aqui fora. Ele nunca passou uma noite do lado de fora.

— Mas estamos no verão! Não está frio aqui fora, como ele poderia ter morrido de frio?

— Poderia, qualquer coisa pode acontecer... — respondi, chorando.

Nós o levamos até o consultório do veterinário para uma autópsia. Eu precisava saber como ele havia morrido. Antes de termos os resultados, porém, sentia-me mortificada pela culpa. Gritei com ele e ele não voltou. Se tivesse ficado em casa, ele não teria morrido. Sou uma pessoa horrível. Sou muito raivosa. Não é de admirar que Mookie matasse as coisas. Ele ficou parecido comigo. Lembrei-me de que um veterinário me contou uma vez a respeito dos animais de estimação: "Eles ficam doentes para que seus donos possam ser saudáveis." Mookie matava os pequenos beija-flores para que eu não matasse outras coisas, como o meu empreiteiro, aquele vagabundo! Eu sabia que minha raiva destruiria alguma coisa algum dia e, finalmente, isso aconteceu. E ele teve uma morte horrível. Horrível! Uma morte horrível. Sou uma pessoa horrível.

No dia seguinte, nosso veterinário ligou para dizer que Mookie havia morrido de ataque cardíaco.

— Aparentemente, ele tinha uma doença cardíaca congênita. Ele não morreu de frio. Ele não ficou chateado, como você está pensando. Sua aorta estava bloqueada. Seus dias estavam contados desde seu nascimento — disse Ron, o veterinário.

E acrescentou:

— Pense desta maneira: ele comeu tudo o que não poderia e se vingou de todas as coisas vivas que encontrou. Para Mookie, foi uma boa vida.

Mas Matt e eu estávamos chocados. A morte estava em toda parte. Como era possível Mookie estar aqui um dia e ter ido embora no dia seguinte? Para onde tinha ido? Como era possível que não estivesse sacudindo o rabo ou mordendo as pernas de Celeste quando ela atravessava o quintal correndo, o que ela, agora, fazia à vontade, pois Mookie não estava mais escondido esperando para atacá-la quando passasse. "A diferença entre alguém, qualquer um, estar fisicamente vivo e estar morto é maior do que a diferença entre quaisquer outros opostos", disse minha amiga Catherine. Ele está morto. Acabou. Eu não conseguia entender. Não devia ter acontecido. Ele tinha apenas três anos. Eu queria reclamar, devolvê-lo para o amigo que o dera para nós e ter outro gato, sem defeito.

No terceiro dia, enquanto batia o ódio contra mim mesma como claras em um merengue, lembrei-me do questionamento. Bem, quase. Fui me encontrar com minha professora, Jeanne, e *ela* me lembrou do questionamento. Enquanto eu tagarelava sobre como tudo tinha sido horrível, como eu era horrorosa, ela interrompeu a história e foi direto ao ponto: "O que está acontecendo no seu corpo?", perguntou-me.

O primeiro passo do questionamento é arrancar-se de onde quer que você esteja flutuando e voltar para seu corpo. Aí está toda a informação de que você precisa.

— Meu corpo? Agora? — perguntei, como se os neurônios do meu cérebro não tivessem um caminho para decifrar aquela combinação de vogais e consoantes.

— Sim. O que está acontecendo no seu peito? No seu plexo solar? O que está acontecendo aí?

Apesar do afastamento habitual, o "agora" é sempre melhor do que a "história" a respeito. Sempre. Porque não há como se envolver, seguir em frente, ou lidar com as idas e vindas de uma história.

Assim que desviei a atenção da minha vida como uma novela mexicana para o que podia sentir diretamente, meu corpo, surpreendentemente, começou a ficar relaxado e tranquilo. Era como se houvesse um sopro de ar fresco. Nenhuma obstrução. Sem poluição. Quando Jeanne me perguntou como a clareza me afetava, percebi algo que não estava querendo perceber: que não havia nada errado. Mookie havia morrido e não havia nada errado. Minha história a respeito da morte, minha personalidade defeituosa, minhas tendências criminosas se chocavam com a vivacidade do que eu sentia naquele momento.

Quanto mais curiosa eu ficava sobre aquele estado mental de clareza, mais um sentimento de benevolência enchia meu corpo, a sala, a casa. Entendi que Mookie havia vivido tanto quanto deveria viver. Que sua morte nada tinha a ver com meus valores ou a falta deles. Não era um entendimento mental, era um conhecimento sensato, uma certeza de corpo inteiro. O brilho, a clareza, que eu percebia anteriormente mudou para uma substância preta muito densa, quase palpável, mas não pegajosa, cujo efeito era de calma e tranquilidade. Quando senti essa calma, senti-me sem limites, imensa. Notei chamas de tristeza dentro e fora da escuridão. Eu iria sentir falta da cara de Mookie e da sua presença, mas aquilo era diferente de me rasgar por dentro. De acreditar que o que aconteceu não deveria ter acontecido ou que era minha culpa.

Do ódio por mim mesma à sensação de alívio. Do inferno à paz em vinte minutos.

Sei que isso parece inacreditável. Impossível!

Como alguém pode ir do sentimento de culpa à sensação de paz tão depressa?

O fundo do ser humano é feito de claridade. Está saturado de paz — e é exatamente por isso que o questionamento funciona. Quando você acredita em sua própria versão dos fatos, é como sentar-se diante das Cataratas do Niágara com viseiras cobrindo os olhos e tampões nas orelhas — e acreditar que você está olhando para um muro. Só porque não pode ver a festa que está acontecendo, não pode sentir o dinamismo, não pode ouvir o barulho da água, não significa que não estejam acontecendo.

O que é ainda mais inacreditável do que o sentimento de culpa se transformando em paz é o fato de passarmos a maior parte das nossas vidas usando viseiras e tampões — e chamarmos isso de vida. Vivemos vidas desesperadoramente repetitivas, sem graça, criadas por nós mesmos, como mortos-vivos, como se isso fosse tudo o que podemos esperar, e duvidamos de quem nos diz para abrirmos os olhos e vermos as Cataratas do Niágara.

Outra maneira possível: ver o que realmente existe sob as nossas interpretações do que está lá —, mas isso exige o questionamento do que a maioria de nós jamais, nunca, ousou nem sequer pensou em perguntar: as muitas hipóteses que devemos considerar como verdade.

Esse questionamento é tanto o processo quanto o objetivo da pesquisa.

Quando me disponho a questionar e, então, sentir o que estiver lá — medo, ódio, raiva — com curiosidade, os sentimentos se pacificam porque são encarados com benevolência e abertura, em vez de resistência e rejeição. Na medida em que meus sentimentos são familiares, em que eu já os tenha sentido antes, em situações semelhantes — sentimentos de exclusão, rejeição, abandono —, essa disposição permite que eles ofereçam um cenário completamente diferente das situações em que eles surgiram pela primeira vez.

Os sentimentos negativos recorrentes — aqueles que sempre voltam da mesma maneira, nos mesmos ciclos —, são nós do passado que não foram desfeitos e ficaram congelados no tempo exatamente por não terem sido encarados com benevolência ou aceitação.

Imagine como sua vida teria sido diferente se, cada vez que você estivesse se sentindo triste ou com raiva quando criança, um adulto lhe dissesse: "Venha cá, querida, conte-me tudo". Se quando estivesse tomada pela dor por ter sido rejeitada por sua melhor amiga, alguém lhe dissesse: "Conte mais, querida. Diga onde está sentindo esses sentimentos. Diga como está sua barriga, seu peito. Quero saber tudo. Estou aqui para ouvi-la, abraçá-la, estar com você".

Tudo o que qualquer sentimento deseja é ser recebido com ternura. Espaço para se desenvolver. Quer relaxar e contar sua história. Quer se dissolver como mil serpentes se contorcendo que, a um toque de benevolência, tornam-se uma corda inofensiva.

Digo a minhas alunas nos retiros que elas precisam se lembrar de duas coisas: comer o que querem quando estão com fome e sentir o que sentem quando não estão com fome.

Questionar — a parte que sente o que você sente — permite que você se relacione "com" seus sentimentos em vez de "a partir" deles.

Uma aluna chamada Annie diz: "Minha filha mais nova acabou de ir para a faculdade. Envolvi minha vida com a dela, construí minha identidade como mãe. Não aguento a casa vazia. Sinto falta dela. Como para compensar o vazio. Eu me sinto tão sozinha."

Pergunto a Annie se ela sabe dizer qual é a diferença entre o o que ela está sentindo fisicamente naquele momento e o que ela acha que deveria estar sentindo. Ela fica paralisada, assim como a maioria das pessoas da sala. Essa é a parte — sentir aquilo que estão tentando evitar com a comida — a que as pessoas mais resistem: resistem ao seu peso, depois resistem aos seus sentimentos e então, acima de tudo, resistem à ideia de que não há recompensa em não resistir. Que o remédio para a dor está na própria dor.

Ela me olha sem expressão. Tenho certeza de que está pensando que a partida da filha já a destruiu e agora estou lhe dizendo para sentir ainda mais a destruição.

— De jeito nenhum! Vou desmoronar se fizer isso — diz.

— Existe uma história. E entendo por que você sente isso, mas diga se está sentindo a solidão em seu corpo agora. Diga se tem uma cor, se tem uma forma. Diga se sente algum formigamento, vibração ou palpitação quando você se sente sozinha.

Ela fecha os olhos e diz:

— É preta. É tão densa que parece que vai devorar tudo o que entrar em contato com ela. Vai fazer tudo desaparecer.

Pergunto a ela como essa escuridão a afeta ao se permitir senti-la.

— A escuridão — digo. — Apenas aprofunde-se na escuridão sem qualquer reação a ela, sem histórias a respeito dela, sem qualquer ideia sobre ela.

— Bem — ela diz —, quando sinto a escuridão em si, parece que estou no espaço. Sinto algo tranquilo, profundo, como se estivesse flutuando no espaço livremente, em paz. Sem gravidade, livre.

Então, ela começa a chorar.

— Eu não quero estar lá fora sozinha. Eu não quero ficar flutuando por minha conta.

Pergunto o que há de tão terrível na tranquilidade, na profundidade da escuridão.

Ela diz:

— Minha mãe me deixava sozinha com meu tio. Muitas e muitas vezes. Ele era sujo e repugnante, cheirava a álcool. Uma vez ele colocou a mão no meu seio, mas eu mordi seu dedo. Quando contei à minha mãe, ela disse que eu tinha imaginado aquilo. Disse que ele era irmão dela, que nunca faria uma coisa daquelas. Eu odiava ficar sozinha com ele. Ela não acreditava em mim. Sentia-me sozinha no mundo. Os adultos eram loucos. Feriam as pessoas, mentiam. Eu não tinha mais ninguém.

Essa é a parte difícil para todo mundo, até para mim. Ver que as associações que temos com nossos sentimentos estão no passado. Ver que evitamos sentimentos por causa da história que contamos a nós mesmas a respeito deles. A dor machuca, a tristeza machuca, mas não são os sentimentos que nos destroem. É o que contamos a nós mesmas a respeito dos sentimentos. É que os sentimentos com os quais lidamos no momento presente são vistos por meio de olhos históricos. Pelos olhos de uma criança.

Como conheço bem Annie, sei que ela trabalhou o abuso durante muitos anos fazendo terapia. Os sentimentos com relação a isso não são novos ou recentes, mas entender a associação entre a solidão e o abuso é. Para se permitir ter total controle sobre sua própria vida, sobre sua própria força, sobre sua própria presença, ela precisa ver a ligação que criou entre a solidão do passado e a solidão do presente. Só então ela conseguirá ver que está sentindo no presente um medo que vem do passado.

Quando você questiona, começa com o que quer que esteja acontecendo agora — desde querer comer uma pizza inteira a querer se enfiar na cama e ali permanecer pelos próximos cinquenta anos. Você não reconhece que sabe o que precisa fazer ou para onde precisa ir. Fica curiosa com relação a sentimentos e sensações, ouve seu corpo, deixa de ser dona de si mesma.

Qualquer questionamento começa com querer saber algo que você não sabe. Se pensa que já sabe o que está errado e como consertar, não há necessidade de questionar. Querer saber algo que não sabe ativa sua curiosidade; provoca sua abertura. Evoca a parte de você que não é um aglomerado de velhas crenças, ideias, autoimagens, histórias, identificações. A base do seu ser que já está saturada de paz, clareza, compaixão: a parte "Cataratas do Niágara".

O questionamento é baseado no corpo, não é um processo mental. Você sente o que é estar dentro da sua própria pele, dos seus braços, das suas pernas. Percebe qual é a sensação e encontra sua localização exata. Sensação e localização, alternadamente. Por exemplo, se estiver se sentindo triste, você se pergunta onde esse sentimento está localizado no seu corpo. Percebe, então, um monte de cinzas negras em seu peito, e daí salta a crença de que "o amor existe para as outras pessoas, mas não para mim". Você fica curiosa com relação a essa crença. Quantos anos você tinha quando aprendeu isso? E quais eram seus sentimentos na época que nunca foram percebidos, sentidos ou entendidos?

Às vezes, quando pergunto às minhas alunas o que estão sentindo em seus corpos, elas não têm ideia. Já se passaram alguns anos-luz desde que sentiram alguma coisa em ou sobre seus corpos que não fosse julgamento ou repugnância. Por isso, é bom que se façam algumas perguntas que lhes permitam se concentrar nas sensações em si. Funciona da seguinte maneira: você pode se perguntar se o sentimento tem uma forma, uma temperatura, uma cor. Como esse sentimento a afeta. E, como nenhum sentimento é estático, é preciso continuar a observar as mudanças que ocorrem no seu corpo enquanto essas perguntas são feitas.

Se parar, normalmente é porque está tendo uma reação a um determinado sentimento — não quer se sentir dessa maneira, preferiria estar feliz agora, você não gosta de pessoas que se sentem assim — ou está presa ao modo "comparação/julgamento".

A respeito das reações: os sentimentos estão no corpo, as reações estão na cabeça; uma reação é uma dedução mental de um sentimento. (E as crenças são reações que tivemos tantas vezes que acabamos acreditando que são verdadeiras.) Em uma tentativa de não sentir o que é desconfortável, a mente começa a tagarelar, a divagar e a nos dizer como tudo isso é terrível.

Eis algumas das coisas que se pode ouvir: "Essa dor nunca vai passar. A tristeza irá me esmagar. Se eu me deixar levar por esse sentimento, nunca conseguirei ser uma pessoa capaz". Uma vez que sabe que esses tipos de reações irão se manifestar, você pode percebê-las e continuar questionando.

Seja precisa. "Sinto um monte de cinzas negras no meu peito" em vez de "sinto uma coisa estranha e pesada". Não tente dirigir o processo com preferências ou programações. Deixe o questionamento seguir seu próprio rumo. Observe o que surge, mesmo que isso a surpreenda. "Ah, eu pensei que estava triste, mas agora vejo que isso é solidão. Parece uma bola de borracha no meu estômago." Dê as boas-vindas à bola de borracha. Dê espaço a ela. Veja o que acontece.

Continue voltando para as sensações diretas no seu corpo. Preste atenção às coisas que você nunca contou a ninguém, segredos que guardou para si mesma. Não censure nada. Não perca a coragem. Demora algum tempo até confiarmos no imediatismo do questionamento, pois estamos muito acostumadas a comandar tudo com nossos pensamentos. Ajuda, apesar de não ser necessário, fazer o questionamento com um guia ou um parceiro para que você possa ter uma testemunha e alguém que a lembre de voltar para a sensação e para a localização dela.

E, acima de tudo, lembre-se de que não se trata de descobrir respostas para problemas intrigantes, mas que é um processo de revelação direta e experiencial. Movido pelo amor. É querer saber quem você é quando não está sendo controlada por seu passado. É como dar um mergulho no segredo da vida; aparecem surpresas, reviravoltas, viagens paralelas. Você se envolve porque quer penetrar o desconhecido, compreender o incompreensível. Porque, quando evoca a curiosidade e a abertura sem julgar, você se alinha com a beleza, a alegria e o amor — em seu próprio benefício. Você se torna a benevolência de Deus em ação.

Casada com o arrebatamento

OUVI FALAR DE MEDITAÇÃO PELA PRIMEIRA VEZ no início da década de 1970, com um sujeito chamado David, que era aluno de um pequeno guru que tinha muito dinheiro. David e seus colegas meditadores viviam juntos em uma casa em Nova York, onde praticavam o celibato e a meditação; o primeiro, de acordo com o pequeno guru, sendo um pré-requisito para o outro. David explicou que meditar era como ser elevado por correntes de ar quente. Como um falcão voando em círculos preguiçosos. "Sua mente fica muito tranquila", ele disse. "E outra coisa, algo doce, brilhante, sagrado, assume", explicou. Eu estava pronta para me inscrever quando o braço de David contornou meu pescoço e agarrou — de maneira meio sagrada — meu seio. Tirei a mão dele do meu corpo e lhe disse para cair fora.

Alguns anos depois, eu estava na Índia, aprendendo mantras de meditação, ou seja, repetindo um som inúmeras vezes para tranquilizar a mente. Mas o som — "So-ham", que significa "eu sou" (que é eterno, incondicional e está além do tempo e do espaço) em sânscrito — soava muito mais como "ho-hum" e, por mais que eu repetisse, acabava pegando no sono.

Desde então, já tentei praticar dezenas de meditações diferentes: meditação com visualização, meditação de fluxo de luz, meditação com mantras multissilábicos. Tentei meditações budistas tibetanas, meditações sufi, meditação não meditação taoísta. E, apesar de nenhuma delas ter feito o que eu achava que iriam fazer — voltar minha mente para um oceano de felicidade —, eu acho que todo mundo deveria meditar.

Eis o porquê.

Ontem à noite, fui muito feliz para a cama. Matt tinha acabado de voltar de uma viagem de uma semana, meu jardim estava florescendo e eu tivera um dia bastante produtivo, escrevendo muito. Além disso, a Terra tinha sobrevivido mais 24 horas sem uma explosão nuclear. A vida era boa!

Então, no meio da noite, minha mente, que havia ficado em repouso durante as oitenta e seis vezes em que eu já havia despertado, começou a tocar uma música familiar. E a letra era mais ou menos esta:

> Joe (nosso empreiteiro que havia colocado um telhado com goteira) ainda não retornou meu telefonema. Aposto que ele nem pretende. Vou ter de procurar um advogado, mas é provável que o maldito advogado custe tanto que seu custo, quando tiver conseguido recuperar o dinheiro que desembolsei, seria suficiente para pagar por um novo telhado. Aquele maldito empreiteiro! Preciso ligar para o advogado amanhã de manhã. Minha garganta está doendo. Será que é um sinal de câncer no esôfago? Será que meu computador está ligado? Talvez eu deva fazer uma pesquisa sobre os sintomas de câncer de garganta. Estou ficando velha. Logo vou morrer — e, como Matt vai morrer primeiro, vou ficar sozinha. Os homens sempre morrem primeiro. Por que não tivemos filhos? As pessoas dizem que ter filhos só para que alguém cuide de você quando estiver velha e ninguém mais se importar não é uma boa razão, mas no que estavam pensando quando disseram isso? Talvez não seja muito tarde para adotar. Podemos ir à Rússia, até mesmo para a cidade de onde vieram nossos avós. Se soubéssemos qual é e onde fica. Latvia? Litvia? Minsk? Serão esses os nomes? Poderíamos ficar meses lá. Pelo menos poderíamos beber vodca, mas primeiro preciso saber que gosto tem. Está tarde, preciso voltar a dormir. Acho que vou tomar um copo d'água. Água. Esta foi a primavera mais seca da Califórnia nos últimos cento e cinquenta e seis anos. Logo não haverá mais água. Ou acontecem enchentes ou secas na Terra. E definitivamente moro na parte seca. Ah, meu Deus! É melhor eu começar a aprender a comer raízes, galhos e folhas de árvores, amanhã. Porque, e se Matt morrer e eu ficar velha e sozinha, e, ainda por cima, não tiver aprendido a comer raízes? Amanhã de manhã vou procurar uma agência de adoção na Rússia. Depois de ter ligado para o empreiteiro. Ou talvez para o advogado.

Esses são os delírios de uma pessoa paranoica, amedrontada e amarga. Alguém com quem você não deixaria seus filhos. E essa foi uma boa noite.

Depois de décadas de meditação, minha mente, se for deixada à sua mercê, não voa tão alto como um falcão. E durante os dez primeiros anos de prática, fiquei muito decepcionada com a chocante falta de qualquer avanço. Eu pensava que estava meditando para suavizar as arestas, para transformar minha raiva, para me tornar uma pessoa diferente. Alguém como a personagem de Meryl Streep no filme *Um visto para o céu*, que corre para dentro de prédios em chamas para salvar pessoas doentes ou crianças. Acontece, porém, que isso é impossível. A mente, como diz Catherine Ingram, é louca. E essa é uma boa notícia, porque, quando você aceita a loucura, quando para de tentar consertar o que não pode ser consertado, presta atenção ao que não é maluco. O que, em minha opinião, é um dos principais objetivos da meditação.

Ontem à noite, por exemplo, enquanto eu expressava minha insatisfação com o universo imediato, havia uma vozinha que sabia que minha mente estava cantando aquelas canções de sempre, que eu não precisava ouvir. Eu já havia ouvido aquela letra antes; elas acabam sempre com um pot-pourri de "eles agiram mal comigo", "eu agi mal com eles" ou "uma grande catástrofe está se aproximando". (O refrão "morrendo sozinha" é também um dos favoritos, mas acaba no pot-pourri da "catástrofe", como subconjunto da "catástrofe pessoal".)

Uma mulher de um dos meus retiros disse:

— Por que alguém iria querer meditar? Por que eu iria querer me sentar tranquilamente quando há tanta coisa a fazer — e tantas coisas infinitamente mais atraentes?

Outra comentou:

— Minha mente é o que tenho de mais interessante. É o que me torna diferente das outras pessoas. Minha mente foi o que me ajudou a me formar na Faculdade de Direito de Harvard, com louvor. Por que iria querer prestar atenção a alguma outra coisa além da minha mente inteligente?

E a resposta é: a mente é útil quando precisamos conceituar, planejar, teorizar. Mas, quando dependemos dela para nos guiar em nosso mundo interior, acabamos nos perdendo. A mente é excelente para apresentar milhares de variações diferentes do passado, projetá-las no futuro e, depois, assustar você com a maioria delas.

Durante a maior parte do tempo, não questionamos nossa mente. Acreditamos em sua loucura. Temos um pensamento — "meu empreiteiro nunca irá retornar meu telefonema" — que evoca uma emoção correspondente (raiva, ansiedade, culpa) e, de repente, estamos ao telefone falando com o advogado, convencidas de que contratamos um ladrão que agora está a caminho da Costa Rica com nosso dinheiro. O imprestável.

Ou passamos diante de uma doceria, vemos uma bomba de chocolate e, de repente, convencemo-nos de que precisamos daquilo agora. Nós nos convencemos de que nascemos para estar ali naquele momento, diante daquela vitrine, prestes a entrar na doceria e comer a bomba de chocolate. Sermos transportadas para o paraíso. A meditação desenvolve a capacidade de questionar sua mente. Sem ela, você fica à mercê de cada pensamento, de cada desejo, de cada onda de emoção. Você fica instável, dependente de como as coisas ocorrem durante o dia, se vão bem ou não. Se sentiu-se rejeitada ou não. Se nada ativar o pot-pourri "eles agiram mal comigo", "eu sou gorda e mal-amada e sempre serei assim", talvez passe o dia se alimentando direito, mas, se passar por um espelho e não gostar da imagem, se brigar com um amigo, parceiro, chefe, ou filho, não terá para onde ir a não ser sua mente, o que geralmente significa ouvir uma das melodias familiares e acreditar em cada uma das palavras.

Quando observamos nossa mente, percebemos o pot-pourri familiar e o que significa percebê-lo — a quietude que está além dele. Depois de algum tempo, a quietude se parece mais com você do que as dez mais da parada de sucessos. Você começa a amar aquilo que não foi apanhado pela histeria. A amar a quietude, a amplidão, a paz. A meditação ajuda a descobrir o que você ama e o que não sabia que amava porque estava tão presa à sua mente que não percebia nada além dela. A meditação é importante porque ajuda a descobrir o que você ama e a levá-la de volta para esse amor.

No poema "When death comes",* Mary Oliver escreve: "E quando acabar, eu quero dizer: durante toda a minha vida fui uma noiva casada com o arrebatamento."

Eu também. Quero uma vida de arrebatamento. Quero ver o que Zorba, o Grego, chamou de "a catástrofe total". E depois de viver décadas casada com a obsessão e com o sofrimento autoimposto, descobri que ser casada com o arrebatamento significa estar no único lugar em que ele pode ser vivenciado: o aqui, agora, neste exato momento.

Quando as pessoas ouvem a palavra meditação, pensam em transcendência deste plano terrestre sem graça. O tipo de meditação a que me refiro

* Quando a morte vem.

não tem nada a ver com transcendência ou sair do próprio corpo, ou algum tipo de mudança — tem tudo a ver com o oposto disso: é mostrar-se onde você já está.

Em meus retiros, ensino uma meditação simples que usa a respiração como âncora — ou seja, é possível ser feita por qualquer pessoa que viva acima do solo. Usamos a concentração para ajudar a pessoa a adquirir consciência do lugar que fica entre a parte superior do osso púbico e a base do esterno: a barriga.

Ai!

Só essa palavra é suficiente para fazer com que algumas de nós — sem citar nomes — saiam gritando da sala. Odiamos essa região, que costuma nos deixar tão ensandecidas. A barriga está localizada no centro do nosso corpo e é de fato o centro da nossa essência. (Os místicos orientais acreditam que a barriga seja o centro do nosso espírito e que aí residam nossas almas.) Senti-la a partir de dentro — se está pulsando, formigando ou vibrando, se está quente ou fria ou entorpecida — ajuda a ficarmos inegável e visceralmente conscientes de que estamos vivas. Sentimos a real presença física da nossa força de vida (sentindo nossa barriga).

Quando ignora sua barriga, você fica sem abrigo. Passa a vida tentando apagar sua própria existência. Desculpando-se por si mesma. Sentindo-se um fantasma. Comendo para ocupar o espaço, comendo para se dar a sensação de que tem peso aqui, de que este é seu lugar, de que tem permissão para ser você mesma — mas nunca acreditando, porque não se sente diretamente.

Durante um exercício que ensinei em um retiro, a necessidade da meditação da barriga ficou muito evidente. Dei a cada aluna um metro e meio de cordão vermelho, pedi que fizessem um círculo em torno de seus corpos — e que se sentassem no meio do círculo que haviam feito. Eu disse:

— Esse é o seu lugar. Seu espaço. Façam o círculo do tamanho que desejarem, mas, assim que juntarem as duas pontas do cordão, imaginem que sua energia se estende do centro para as bordas do círculo.

Instruções fáceis, exercício elementar. Pelo menos cinco alunas começaram a chorar assim que fizeram o círculo:

— Eu nunca senti que pudesse ocupar meu próprio lugar — disse alguém.

— Eu não consigo fazer um círculo grande o bastante — disse outra.

— Eu me espremi em um canto tão pequeno do meu corpo durante trinta anos que agora sinto como se precisasse de uma sala inteira. Você tem mais cordão? Posso ir para o salão?

Outra pessoa não conseguia aproximar suficientemente o cordão do corpo:

— Sinto como se não devesse ter um corpo — ela disse. — Ocupar espaço aqui é errado.

Minhas alunas são mães, professoras, médicas, atrizes, psiquiatras, psicólogas, advogadas, estudantes, enfermeiras, donas de casa, inventoras, executivas de grandes empresas. Não são mais ou menos neuróticas do que o resto de nós. Mesmo assim, um pedaço de cordão vermelho deixou graficamente aparente que elas não estavam vivendo no centro de suas próprias vidas. Que não sentiam que tinham permissão para isso.

Comecei, então, a ensinar uma meditação de barriga simples em que pedia às pessoas que tomassem consciência das sensações que havia em sua barriga (entorpecimento e vazio também são sensações). Todas as vezes que suas mentes vagavam — mesmo quando estavam no meio do parágrafo de um livro ou mergulhadas nas dores do pot-pourri mental —, pedia-lhes que começassem a contar sua respiração para poderem fixar sua concentração. Começando com o número um, e contando na expiração, elas iam até sete e recomeçavam. Se conseguissem ficar concentradas nas sensações que estavam no centro de suas barrigas, não precisavam usar a contagem como âncora para a concentração.

Depois de ensinar essa meditação por apenas cinco dias, a pessoas diziam coisas como:

— Ah, meu Deus! Sinto como se estivesse esperando por essa coisa de barriga a vida inteira. Esperando pela minha própria chegada.

— Se você tivesse me dito que iríamos nos concentrar na barriga antes, eu não teria vindo.

— Sinto como se minha barriga fosse do tamanho do mundo e, por isso, a última coisa que eu queria era entrar nela, mas estou espantada com o que aconteceu. Pela primeira vez em meus quarenta e dois anos, realmente me sinto como se estivesse aqui, vivendo esta vida.

— Realmente estou aqui vivendo em vez de fingir que vivo enquanto espero a morte.

— Agora percebo que tenho o direito de estar aqui. Não tenho certeza do que estava fazendo todos esses anos, mas não era isso.

Para algumas pessoas, uma meditação de vinte minutos consiste em se encontrar no meio de um refrão familiar e se trazer de volta para a própria respiração. Novecentas vezes. Para algumas pessoas, uma meditação de vinte minutos consiste em se perder em uma história longa apenas para lembrar (apenas com o som do sino que marca o fim dos vinte minutos) de que se esqueceram da respiração enquanto respiravam. Algumas pessoas conseguem se concentrar mais do que outras. Algumas pessoas realmente conseguem sentir sensações como pulsação ou formigamento ou tremor em suas barrigas. Não importa. O que importa é que você começa o processo de se trazer de volta para seu corpo, para sua barriga, para sua respiração, porque essas coisas — e não os *pot-pourris* mentais — estão aqui agora. E é só aqui, só agora que você pode tomar a decisão de comer ou não comer. Ocupar seu próprio corpo ou desocupar seus braços e suas pernas enquanto ainda está respirando e passar os dias como uma cabeça ambulante.

Ter a posse da sua própria presença — a experiência imediata, sensata, direta de estar em seu corpo —, firmando-se em sua barriga, tem tudo a ver com comer compulsivamente. Por definição, comer compulsivamente é comer sem levar em conta os sinais do corpo; por isso, quando você desenvolve a capacidade de dirigir sua atenção de volta para seu corpo, ter consciência do que ele diz e estar disposta a ouvi-lo, a compulsão desaparece.

A meditação é um instrumento para o despertar. Uma maneira de descobrir o que você ama. Uma prática para voltar ao seu próprio corpo quando os *pot-pourris* mentais ameaçam usurpar sua sanidade.

Isso, porém, não se traduz necessariamente em estar inequivocadamente satisfeita com ele. Alguns dias, por exemplo, acordo de bom humor. Mal posso esperar para começar a escrever ou conversar com um amigo, mas como tenho a prática de meditar diariamente antes de comer, escrever, tomar chá ou falar ao telefone, sinto-me como se estivesse presa. A ideia de me sentar sozinha em silêncio durante meia hora se parece com ficar de castigo ajoelhada no milho. Eu adio. Fico lavando a louça do café da manhã durante uma hora, descubro uma emergência qualquer que preciso resolver. Nesses dias, costumo equacionar a meditação com uma necessidade de ir a algum lugar especial por ser alguém que medita. Às vezes acredito no decreto criado por mim mesma, e me rebelo. Não me sento. Na maior parte das vezes, porém, sento-me tranquilamente e, no momento em que começo a tomar consciência da respiração e da barriga, ocorre uma mudança abrupta. O mundo de tempo que eu habitava desaparece. Tudo o que eu estava correndo para resolver se dissolve. Os sons ficam mais altos. As sensações ficam mais fortes. Aves grasnando, respiração rouca, vento soprando. Respiração quente do cachorro, porta rangendo, telefone tocando. Barriga pulsando. Mãos formigando. E mesmo isso está além do que se sente porque o que se sente é que não há diferença entre o exterior e o interior. De repente, a benevolência de todos os lugares está aqui. No espaço que costumava ser eu, está o arrebatamento casado com ele mesmo. É por isso que continuo meditando todos os dias e recomendo que você faça o mesmo.

De respiração em respiração

"O SR. DUFFY VIVIA A UMA PEQUENA DISTÂNCIA do seu corpo." Gostaria de ter escrito isso (mas, infelizmente, essa frase pertence a James Joyce), pois expressa perfeitamente a evacuação em massa dos nossos corpos no século XXI. Pensamos em nós mesmos como cabeças ambulantes, ligadas a apêndices incômodos e desinteressantes. É como se preferíssemos fingir que não temos corpos. Como se eles fossem a fonte dos nossos problemas e se ao menos conseguíssemos nos livrar deles ficaríamos bem. Ficamos batendo por aí com nossos braços e nossas pernas, deixamos que levantem por nós, segurem nossas crianças por nós, andem por nós, sem jamais encontrarmos tempo para viver dentro deles. Até estarmos prestes a perdê-los.

Um artigo da revista *The New Yorker* sobre pessoas que glamourizam o suicídio (o máximo na técnica de remoção corporal) pulando da ponte Golden Gate descreveu um homem que disse: "Instantaneamente percebi que tudo o que imaginava inadministrável em minha vida era na verdade administrável, só que eu tinha acabado de pular da Golden Gate."

Suspiro.

O problema não é o fato de termos corpos, o problema é que não vivemos neles.

Quando falo pela primeira vez com as alunas dos retiros sobre habitar o próprio corpo, elas ficam com os olhos vidrados; de repente, o ar parece feito de chumbo. O corpo é tão — bem — sem charme. Não é atrás disso que elas vieram. Elas querem aprender como ter corpos diferentes e não a ocupar os que têm agora.

Uma das minhas alunas estava convencida de que suas grandes coxas de mãe de três crianças, com quarenta anos de idade eram a fonte de seu sofrimento. Depois de passar anos obcecada com cada nova celulite, com sua aparência em uma calça *jeans*, imaginando como sua vida seria diferente sem culotes, ela se lembra de ter acordado com uma dor pavorosa depois de uma lipoaspiração, uma dor que ela nunca imaginou ser possível. Lembra-se de ter olhado para suas coxas milhares de vezes nos últimos meses para avaliar sua condição atual. Um ano depois, ao chegar para seu primeiro retiro, ela disse:

— É terrível perceber que paguei todo aquele dinheiro e ninguém, nem meu marido, nem minha irmã, nem eu conseguimos ver a diferença entre as minhas coxas agora e como eram antes. Eles parecem não se importar, nem mesmo perceber que minhas coxas têm menos celulite. Não queria passar o resto da vida odiando minhas coxas e, agora, gastamos metade das nossas economias na cirurgia e continuo odiando minhas coxas.

Digo a ela que nunca conheci alguém que tivesse conseguido transformar de repente, miraculosamente, anos de rejeição e de ódio em amor. Mesmo depois de uma plástica, de uma cirurgia no estômago ou de uma lipoaspiração. Quando você ama uma coisa, quer o bem dela; quando odeia, quer acabar com essa coisa. A mudança não ocorre pelo ódio, mas pelo amor. A mudança ocorre quando você entende o que é que deseja mudar tão profundamente, quando entende que não há motivo para fazer nada além de agir em seu próprio interesse. Quando você começa a habitar seu corpo a partir de dentro, quando para de olhar para ele, como diz minha amiga Mary Jane Ryan, com "olhos de câmera de banco", qualquer outra opção que não seja cuidar dele parece loucura.

Não importa o quanto você se deteste ou acredite que a vida seria melhor se suas coxas fossem menores, se seus quadris fossem mais estreitos, ou se os seus olhos fossem mais separados, sua essência — o que faz com que você seja você mesma — precisa que o corpo articule sua visão, suas necessidades, seu amor. Para inspirar o perfume de bebê do pescoço do seu filho, você precisa de carne, nariz, sentidos. Presença, conhecimento, visão são possíveis apenas porque há um corpo no qual eles se revelam. No livro *Uma vida interrompida*, de Alice Sebold, quando Susie, a narradora assassinada, quer beijar seu namorado, ela entra no corpo de sua amiga para sentir o calor de um lábio no outro — como se ter um corpo fosse o próprio paraíso.

Apesar da briga com seu físico, o fato é que você está aqui e que as milhares de pessoas que morreram hoje não estão. Ouvi uma meditação, anos atrás, em que o professor sugeria que pensássemos no que as pessoas que haviam morrido recentemente dariam para estar no lugar onde estávamos. Estar sentada, em qualquer corpo, em qualquer sala. Ele disse: "Pensem no que elas dariam para ter um único momento dentro dessa forma física, desses braços, dessas pernas, desse coração batendo e nenhum outro". Eu deduzi que os mortos a quem ele se referia não se importassem com o tamanho das coxas de ninguém.

Seu corpo é o pedaço do universo que lhe foi dado; enquanto você tiver pulsação, ele lhe oferece um banho permanente de experiências sensoriais imediatas. Vermelho, sal, solidão, calor. Quando um amigo lhe diz algo doloroso, seu peito dói. Quando você se apaixona, esse mesmo peito sente fogos de artifício, cataratas e explosões de êxtase. Quando está sozinha, seu corpo se sente vazio. Quando está triste, parece que um caminhão está parado em cima dos seus pulmões. A dor se parece com ondas lhe derrubando, a alegria parece bolhas de champanhe estourando em seus braços, suas pernas e sua barriga. Nossa mente é como muitos políticos: inventa coisas e deturpa a verdade. Nossa mente é mestra na arte de culpar, mas nossos corpos... nossos corpos não mentem. E é por isso, é claro, que tantas de nós aprendemos a fechá-los ao primeiro sinal de problema.

A habilidade de viver a uma curta distância dos nossos corpos foi, em uma determinada época, nossa melhor chance de sobrevivência. Quando crianças, vivenciamos as dores emocionais em e por meio de nossos corpos e, como não tínhamos recursos para nos libertar dessas dores, aprendemos a nos esquivar — fugindo — rapidamente. Ao desenvolvermos a habilidade de sair dos nossos corpos, evitamos ser destruídos pelo violento ataque da dor potencialmente fragmentadora. Era uma saída para salvar a própria vida.

Mas essas idas e vindas rápidas do físico, porém, transformaram-se em problemas de adaptação por duas razões principais: bloqueiam nossa capacidade de sentir e, por isso, de enfrentar as situações que surgem em nossa vida. Quando estamos arrasadas pela dor e a resposta é comer pizza, brecamos nossa capacidade de enfrentar a dor, assim como nossa confiança de que ela não nos destruirá. Se você não deixa que um sentimento surja, também não permite que ele chegue ao fim.

A segunda razão pela qual viver a uma curta distância do nosso corpo cria problemas de adaptação é que, uma vez que o corpo é o único lugar no qual podemos vivenciar a fome e a saciedade, qualquer tentativa de acabar com a compulsão por comida está fadada ao fracasso. Quando você começa a comer sem antes prestar atenção se seu corpo está ou não com fome, o único sinal que você receberá para repousar o garfo é o desconforto nauseante.

Sei que voltar a habitar um corpo depois de uma vida inteira em guerra com ele pode não ser algo atraente, especialmente se é desconfortável sentar-se ou caminhar dentro de seus limites. Mas, justamente porque as voltas para casa são difíceis, não significa que devamos passar o resto da vida evitando-as.

Lembrar-se de que tem um corpo, qualquer que seja o dia, parece algo assim: você está oscilando e, de repente, pega-se caminhando sem perceber que está caminhando. Então, você se lembra de prestar atenção à sua respiração — ao movimento do abdome, aos pulmões enchendo-se de ar. Sente um tipo de fluxo, densidade, calor ou formigamento nas pernas. Percebe que tem braços, mãos e que uma delas agora está erguendo uma caneta ou uma criança. Você chega a seu corpo por um momento e vai embora de novo, flutuando de um lugar para outro sem uma lembrança clara da transição. De repente, pousa aqui novamente — primeiro uma respiração, depois outra — e é como se tudo fosse novo. Você sente a respiração de seu filho no rosto. Ouve o barulho da caneta raspando no papel. Cai dentro de um som como se fosse a primeira nota de uma sinfonia. No momento seguinte, você é de novo catapultada para ver sem ver, ouvir sem ouvir.

Você volta para seu corpo aproximadamente mil vezes por dia. Mesmo que viva em um ambiente urbano com sirenes e buzinas tocando a toda hora, ainda pode se concentrar em suas sensações físicas — o contato de suas pernas com a cadeira, o som do teclado do computador, o friozinho do ar-condicionado. Dessa forma, é possível viver, como diz o escritor John Tarrant, "em nossa verdadeira área, e não sair por aí sem notar as coisas, como se conhecêssemos os países apenas pelos aeroportos e hotéis".

Thich Nhat Hanh, um orientador budista vietnamita, diz: "Não há caminho para a felicidade; a felicidade é o caminho". Da mesma forma, não há caminho de volta para o corpo; o corpo é o caminho. Você sai e depois volta. Sai e volta. Você esquece e depois lembra. Esquece. Lembra. Uma respiração e depois outra. Um passo e depois outro. É simples assim. E não importa por quanto tempo esteve fora; o que importa é que você voltou. A cada volta, a cada som, a cada sensação percebida, há relaxamento, reconhecimento e gratidão. Gratidão gera gratidão, desenvolve-se em flores, em chuvas, em montanhas de mais gratidão. Logo você começa a imaginar por onde andou esse tempo todo. Como foi perambular tão longe. E se dá conta de que a tortura não é ter esses braços e pernas; a tortura é estar tão convencida de que Deus está lá fora, em outro lugar, em um reino tão distante que você não consegue nem perceber o derramamento de lavanda do luar, ou sua própria presença consciente.

O GPS da Quinta Dimensão

O MAIOR OBSTÁCULO PARA QUALQUER TIPO DE transformação é a voz que lhe diz que ela é impossível. A voz diz: "Você sempre foi assim, você sempre será assim. De que adianta? Ninguém muda nunca. Poderia muito bem comer. A propósito, você deu uma olhada nos seus braços recentemente? E no que é que você estava pensando para usar aquela calça comprida hoje? Reparou nas dobras caindo em cascata sobre a calça? E desculpe, você se esqueceu de usar maquilagem hoje ou é assim mesmo que você fica quando se maquila? Esse cabelo... Essas coxas... Por que se preocupar? Você acabou de falar o que eu acho que falou para o seu chefe? Quem é você, a Rainha do Universo? Quantas vezes vai ter de quebrar a cara antes de aprender a ficar de boca fechada?"

Sigmund Freud chama essa voz de superego, o pai interior, o crítico interno. Eu chamo de "A Voz".

Todos temos A Voz. É uma necessidade do desenvolvimento. Precisamos aprender a não colocar a mão no fogo, a não andar no meio da rua, a não enfiar fios elétricos na água. Precisamos aprender que provavelmente não seremos bem recebidas na casa das outras pessoas se atirarmos comida nas paredes ou colocarmos cobras na cama. Quando figuras que representam a autoridade externa, como os pais, professores ou membros da família, comunicam instruções verbais ou não verbais que dizem respeito à sobrevivência física e emocional, nós unimos essas vozes em uma só — A Voz — por meio de um processo chamado introjeção (ou seja, internalizando as figuras de autoridade).

Segundo psicólogos do desenvolvimento, A Voz está em pleno funcionamento na maioria de nós quando chegamos aos quatro anos de idade e, a partir daí, funciona como uma bússola moral, um impedimento para o comportamento questionável. Em vez de termos medo da desaprovação dos nossos pais, ficamos com medo da desaprovação da Voz. Em vez de sermos castigados por ousar discordar de nossos pais ou nossas mães, nós, adultos, punimo-nos por ousar acreditar que nossas vidas poderiam ser diferentes. Ficamos avessos ao risco. Com medo das mudanças.

A Voz aparece quando queremos desafiar o *status quo*. Quando queremos fazer algo que nossos pais não iriam querer que fizéssemos. Dependendo dos pais, isso pode significar qualquer coisa entre uma viagem para a Ásia ("Todas aquelas doenças, como malária, diarreia, lepra... Melhor ficar em casa."), a confiança em nossa própria intuição ("Confiar na sua intuição? Você percebeu onde já foi parar por causa disso?") e até o uso da relação com a comida como porta de entrada para sua verdadeira natureza ("Eu vou lhe mostrar qual é a sua verdadeira natureza. Parece você mergulhando naquelas batatas fritas na semana passada.").

Algumas pessoas — eu, por exemplo — são lentas para internalizar A Voz. Quando eu tinha oito anos, em uma lânguida tarde de verão em Nova York, eu e minha amiga Amanda estávamos sentadas olhando as pessoas que passavam. Ficávamos fascinadas com aqueles traseiros, com aquelas saliências em formato de melão. Quando não conseguimos mais nos conter, saímos do nosso torpor e inventamos um jogo: uma de nós iria andar na ponta dos pés bem devagarzinho, atrás de uma pessoa estranha enquanto descia a rua. O auge da brincadeira seria beliscar a nádega da pessoa e sair correndo na direção oposta. A brincadeira funcionou direitinho por cerca de meia hora, até Amanda beliscar a nádega de Martin, filho de Ethel e de Harry Sherman; Martin contou a Ethel, que foi falar com minha mãe, que saiu de casa e me pegou beliscando a bunda de Murray Wise, sua dentista. Encrenca. "O que as faz pensar que podem ficar por aí beliscando o traseiro das pessoas?", minha mãe gritou para Amanda e para mim, enquanto se desculpava com a Dra. Wise.

— É divertido! — nós respondemos ao mesmo tempo.

— É uma violação — grande palavra, olhe no dicionário — da privacidade dessas pessoas — disse minha mãe. — Vocês precisam parar com isso imediatamente! Não estou dizendo amanhã ou na semana que vem, é agora! Voltem para dentro de casa imediatamente.

A Voz controla os impulsos, faz a mediação entre o que é adequado e o que é impróprio; uma de suas funções básicas é suprimir o comportamento que poderia levar à prisão. Em rebeldes como eu, esse processo demora mais que o normal.

Nas primeiras duas horas do retiro, peço às minhas alunas que façam uma lista com dez críticas que fizeram a si mesmas desde que atravessaram aquela porta. "Só dez?", geralmente alguém pergunta. "Que tal cem? Ou quinhentas?".

Depois, eu peço a algumas delas que leiam a lista em voz alta no tom que A Voz costuma usar. As particularidades mudam de uma pessoa para outra. Variam entre "Eu não acredito que estou fazendo outra coisa sobre peso!"; "O que há de errado comigo para achar que poderia usar um vestido sem mangas?"; "As unhas dos meus dedos do pé são nojentas!" ou "Estou perdendo meu tempo e deveria voltar para casa agora". Às vezes, A Voz diz: "Você está se esforçando demais." Outras vezes diz: "Você não está se esforçando o bastante", mas sua mensagem principal é sempre a mesma: "Sua intuição não é confiável. Você tem de me ouvir. Depende de mim. Do contrário, morrerá como uma fracassada. Sua idiota".

Parece exagero? E é. Você deixaria alguém falar assim com você? Talvez, mas você fala consigo mesma dessa maneira desde o momento em que acorda até fechar os olhos à noite sem sequer pensar no tom cruel. Acostumou-se com os insultos. E aí está o problema: A Voz se parece tanto com você que você acaba acreditando que é você mesma. Acha que está dizendo a verdade a si mesma e fica profundamente convencida de que, sem A Voz como sua consciência, suas tendências malucas ficariam sem controle.

Vamos pegar um exemplo que provavelmente ocorre com uma frequência alarmante, várias vezes ao dia. Você está cuidando das suas tarefas rotineiras quando resolve experimentar uma calça velha. Uhul. Você não consegue enfiar a perna no buraco. Buraco que, no ano passado, já era um número maior do que no ano anterior. A Voz diz: "Olhe só para você! Você é patética! Suas coxas estão do tamanho do Pão de Açúcar". Você olha para baixo e pensa: "Humm... Minhas coxas realmente estão tomando conta do meu corpo, da sala, da vizinhança!". A Voz diz: "Você devia ter vergonha!". Você concorda: "Estou com vergonha, veja até onde me permiti chegar!" A Voz diz: "Má! Má! Má!" Você pensa: "Coxas más! Eu sou má!".

Alguns minutos depois, você percebe que se sente como se tivesse sido vaporizada. No espaço que antes você ocupava, há um temor fantasmagórico e uma vaga sensação de ser carente, fraca e gorda. Em questão de minutos, você recaiu na sensação de que sua vida não vale nada.

Ainda.

Nada — absolutamente nada — mudou desde o início da manhã, quando você se sentia corajosa, resoluta, irreverente. O fato objetivo é que você não consegue entrar na calça. A verdade é que você engordou nos últimos meses. Mas por que o fato de ter engordado tem o poder devastador de acabar com seu último vestígio de bem-estar? Por que você não pode perceber que ganhou peso e tomar algumas decisões sobre como agir com um pouco de sanidade e autoestima?

Porque a intenção da Voz é chocar você, não é ativar sua inteligência ou serenidade. No seu desenvolvimento inicial, A Voz era biologicamente adaptativa: impedia que você fosse rejeitada por aqueles de quem você dependia. Agora é arcaica, um resíduo remanescente da infância, o qual, apesar de sua utilidade, agora está dirigindo sua vida e tornando-a incapaz de agir com discernimento e inteligência. Seu principal aviso é: "Não cruze a linha. Mantenha o *status quo*".

A Voz usurpa sua força, sua paixão e su energia e as vira contra você. Sua maneira única de misturar verdade objetiva — você engordou — com julgamento moral — por isso é uma perdedora — deixa-a se sentindo derrotada e fraca, suscetível a tentar uma correção rápida ou cura milagrosa. Qualquer coisa para parar de se sentir tão desesperada.

A Voz é implacável, devastadora, destruidora de vidas. A Voz a faz se sentir tão fraca, tão paralisada, tão incompetente que você não ousa questionar Sua autoridade. Seu objetivo é impedir que você seja jogada para fora daquilo que Ela percebe como o círculo do amor.

Algumas das minhas alunas estão convencidas de que A Voz é uma réplica exata de suas mães ou de seus pais e de que nada além de um exorcismo poderá livrá-las de suas arengas. E, embora A Voz possa parecer uma ou ambas figuras paternas, é bom lembrar que geralmente ela é composta pelas figuras de autoridade com ênfase naquelas que primeiro cuidaram de você.

Na minha família, minha mãe conseguia impor-se com capacidade pulmonar e exibição vocal. Ela dizia coisas como: "Diga isso mais uma vez e eu a faço voar até o outro lado da rua!" e: "Chateada? Você está chateada? Vá bater a cabeça contra a parede e, quando parar, estará se sentindo melhor".

Quando essas frases eram combinadas com gestos de mão e olhares, produziam o resultado esperado: eu me acovardava sentindo que minha existência era um grande erro. Além disso, o questionamento de suas ações teria consequências desastrosas.

Minha versão da Voz tem as mesmas inflexões, o mesmo sarcasmo, o mesmo jeito de me pôr para baixo que minha mãe usava. Mas seu conteúdo engloba também as Leis da Vida Segundo Bernie Roth, meu pai, que, quando eu estava tentando escrever meu primeiro livro, disse: "Eu li que alguém enviou um manuscrito não assinado de Charles Dickens para uma editora e o livro foi rejeitado! O que a faz pensar que você escreve melhor do que Charles Dickens?". Depois de me ouvir fazer uma palestra para um grande público pela primeira vez, meu pai disse: "Você tem carisma. Hitler também tinha". Isso foi dito por um homem que perdeu trinta e três pessoas da família nas câmaras de gás de Auschwitz. E, assim como acontecia quando minha mãe gritava comigo, eu reagia às observações de meu pai sentindo-me derrotada, incapaz.

Conto essas histórias não para culpar meus pais. Dizem que consegui isso sem querer em meus outros dois livros: recentemente, minha mãe e meu padrasto estavam em uma feira de produtos para saúde em que ele vendia Xango, uma bebida milagrosa das florestas tropicais. Uma nutricionista conversava animadamente com Dick quando ele perguntou se ela havia lido meus livros. "Sim", ela disse. "Uso-os o tempo todo." Dick disse: "Sou o padrasto dela". Virou-se, então, para minha mãe e disse: "Esta é a mãe dela". A nutricionista arregalou os olhos. Finalmente, disse para minha mãe: "Nossa!" Pausa. Silêncio. "Geneen teve uma infância horrorosa!", e foi embora. Minha mãe ainda gritou para ela: "Eu sei. Eu estava lá!". A esta altura, trinta e sete anos após ter saído da casa deles, não tem mais nada a ver com meus pais (fato que considero algo inconveniente, pois culpar é tão depurador), mas a minha consciência de como eles são está instalada dentro de mim.

Mesmo que você fosse uma pessoa de sorte, daquelas que têm pais gentis, amorosos e atentos a cada expressão, ainda teria A Voz instalada em sua psique — e essa voz ainda precisaria ser desafiada. Porque até mesmo os pais mais atentos veem seus filhos através de lentes tendenciosas. Eles passam sua própria definição de sucesso e de espiritualidade, amor e criatividade, o que inevitavelmente está fora de sincronia com as necessidades únicas de seu filho.

As crianças são tropísticas: crescem na direção da luz e da atenção. O que é ignorado na infância não se desenvolve. Se uma criança é valorizada por suas realizações, aprenderá a valorizar o que faz mais do que quem é — e A Voz entrará em cena quando ela não estiver correspondendo à sua cota de realizações. Se os seus pais não tinham noção daquilo que não poderia ser realizado, visto ou provado, você cresceu ignorando essa sua dimensão. E A Voz entrará em cena como cinismo e dúvida quando você se aventurar no mundo além das aparências.

A Voz sabota sua força, coloca-a de joelhos e a joga em um mundo modelado pelas figuras de autoridade do passado que indicam direções geralmente cruéis e quase sempre irrelevantes para quem você é e o que ama. Cooptando sua clareza e conhecimento objetivo, A Voz a torna incapaz de entrar em contato com sua própria autoridade. Trata-a como uma criança que precisa de uma bússola moral, mas seu verdadeiro norte não inclui nenhum terreno fresco ou novo. Pense na Voz como um GPS para a quinta dimensão. Quando você segue a direção que ela aponta, passa a vida tentando encontrar ruas que não existem mais, em uma cidade desaparecida há décadas. Então, você fica se perguntando por que se sente tão perdida.

Byron Katie diz: "Amo meus pensamentos. Só não me sinto tentada a acreditar neles". No momento em que deixamos de acreditar na Voz quando ouvimos: "Você é a pior pessoa do mundo. Você é egoísta e superficial com um coração seco e murcho, e a pele do pescoço de um elefante."*; e* dizemos: "Uhum... Está certo! E qual é a novidade?", ou "Sério? Sou a pior pessoa do mundo? Verdade?", ou "Querida, parece que você está precisando tomar algumas margueritas. Fale comigo depois de beber alguma coisa.", estamos livres. Liberdade é ouvir A Voz falar, discursar e reclamar e não acreditar em uma palavra do que ela diz.

Quando você consegue se desvencilhar da Voz, tem acesso a você mesma e a tudo o que A Voz supostamente oferece: clareza, inteligência e verdadeiro discernimento. Força, valor e alegria. Compaixão. Curiosidade. Amor. Não há nada errado porque não há nada certo para comparar. Quando paramos de responder aos comentários incessantes sobre nosso quadril, nosso valor, nossa própria existência, quando não acreditamos mais que alguém, especialmente A Voz, saiba o que deveria estar acontecendo, os fatos simples permanecem. Respiração. Ar. Pele encostando na cadeira. Mão no vidro. Cintura afundando na carne. Quando você se liberta — mesmo que uma vez — da Voz, descobre, de repente, há quanto tempo vem confundindo as garras da morte com sua vida. Você é Ingrid Betancourt libertada depois de anos acorrentada por seu algoz.

Então....

Você pode se perguntar se está confortável com seu peso. Se sente-se saudável, com energia, consciente. E se a resposta for não, deve se perguntar o que pode fazer a respeito disso, algo que se encaixe no seu dia a dia. Algo com que consiga conviver, que possa manter. Algo que mexa com seu coração. Costumo dizer às pessoas em meus retiros que se não houver um sonoro "sim" quando me ouvem falar, se não desejarem o tipo de engajamento no próprio processo que descrevo, precisam encontrar outra forma de quebrar o código da sua relação com a comida para que não fiquem mais fora de si mesmas tentando desesperadamente encontrar uma maneira de entrar. Se prestarem atenção à Voz e aceitarem as bobagens que ela diz, continuarão fora de si. Ela nos mantém presas, envergonhadas, ansiosas, apavoradas. Nenhuma mudança real ou duradoura irá ocorrer se você continuar ajoelhada no altar da Voz.

Apesar de colocarem no papel as autocríticas durante o primeiro dia do retiro, apesar de revelarem sua presença, quase todas as alunas acabam abrindo as portas para A Voz no dia seguinte. Como A Voz parece muito ser você mesma, e como você está profundamente convencida de que sem ela passaria pela vida sem controle ou moralidade, soltar-se de suas garras demora algum tempo. Acontece em estágios.

Começamos identificando-a. A Voz e seus efeitos em nós. E, apesar de isso parecer uma tarefa fácil, é como afastar o metal de um ímã. Muitas vezes não temos consciência de que estamos sob Sua influência até estarmos cambaleando em suas lenga-lengas. Você percebe que se sentiu como você mesma há dez minutos, mas agora se sente como o Super-Homem depois de ser exposto à criptonita por Lex Luthor. Desaparecendo, diminuindo, fraca, incapaz, humilhada, envergonhada.

O maior desafio para o estágio "identificar e se desvencilhar" é que, como você acreditava em tudo o que a Voz dizia, também acha que precisa esconder seus defeitos das outras pessoas para que não se afastem horrorizadas. Você acredita que A Voz conhece a verdade e não quer que ninguém mais descubra como você é monstruosa. Escura. Irredimível. Esconder-se parece um ato de autopreservação. Parece sua única opção se quiser ter benevolência ou amor em sua vida. Quando concorda inteiramente com A Voz, você se convence de que seu melhor e único recurso é ter vergonha de si mesma e tentar ao máximo consertar as coisas. Ser a ideia que A Voz tem de você. Ser alguém diferente, alguém que você não é.

É aí então que todos os momentos pelos quais você passou (quando não estava sob Sua influência) prestando atenção à sua essência, ao mundo invisível, à observação da sua mente — todos os momentos passou deixando cair as moedas da sua atenção no poço da prudência — voltam, agora como consciência de que esse lugar arruinado não é você. Apesar de parecer familiar e apesar de parecer um beco sem saída — quanto mais você luta, mais fica presa —, não é você. Você sabe disso porque já viveu momentos de prazer, de paz, de felicidade sem razão alguma. Você já se conhece para saber que não pode ser identificada, atacada ou destruída. E essa consciência funciona agora para separá-la do que não é você. Da sua história sobre quão irredimível você é. Da sua vergonha por ser a velha e familiar versão remodelada da sua história. E porque acabou adorando a vida sem a história, sem seu passado, você fica cada vez menos disposta a suportar o sofrimento de se unir à Voz. Começa a preferir a simplicidade à complicação. A liberdade à familiaridade.

Para aquelas que não conseguiram viver sem A Voz, digo que precisam "viver como se". Vivam como se soubessem que merecem seu próprio tempo. Vivam como se merecessem tomar conta de seus corpos. Vivam como se as possibilidades que tanto desejam realmente existissem. Vivam como se criassem uma ponte com uma nova maneira de viver. Isso lhes permite ver que algo além é possível. Que realmente podem andar, falar, comer como se merecessem estar aqui.

Loren, minha assistente nos retiros, diz que quando começou a aprender a se desvencilhar da Voz teve de falar com ela de uma maneira que não podia falar com seus pais. Teve de dizer coisas como: "Foda-se! Vá embora! Vá pegar alguém do seu tamanho!". Como a raiva não era tolerada em sua família, e como A Voz parecia imitar seus pais, foi ao mesmo tempo chocante e libertador dizer à Voz para não encher o saco. Logo depois de ter reunido coragem para se defender da crueldade da Voz, sentiu alívio, liberdade e uma sensação de que ela, Loren, estava ocupando seu corpo novamente em vez de ser controlada por um clone de Darth Vader.

Uma vez que você identifique o que aconteceu — "desabei, A Voz e eu somos uma" —, pode dar mais alguns passos para se libertar do seu algoz. Escreva ou diga as mesmas coisas que A Voz diz, mas em vez de fazer isso na primeira pessoa (o que mantém você e A Voz unidas), você se torna A Voz falando com a desgraçada, imoral e irredimível pessoa que você acha que é. Sente-se na cama. Fale em voz alta no carro. Escreva tudo na sua escrivaninha. Rabisque as paredes da cozinha, da sala. Não segure nada: "Sua estúpida! Sua imprestável! Sua bruxa seca amoral! Como ousa...?". Enquanto fala, preste atenção à sua respiração. Repare na sua barriga. Repare que estava se sentindo morta e, de repente, está começando a sentir sua energia voltar (a energia que A Voz lhe roubou). A história em si, as palavras não importam tanto quanto a energia presa dentro delas. Não julgue os detalhes — não pense: "Ah, meu Deus, acabei de falar um palavrão!" —, simplesmente sinta as sensações diretas que surgem no seu corpo. "Uau. Isso parece uma bola de lava vermelha quente no meu peito. Agora está subindo para a minha garganta. Agora está indo para a minha barriga, meus braços. Agora me sinto grande. Expandida." Observe o que está acontecendo sem interpretar, sem poupar ou reprimir. Apenas energia. Paixão. Irrestrita. Permita-se. Depois de algum tempo, você percebe que, quando essa energia não é dirigida para um objeto, quando você sente a energia sem colocá-la em alguém ou alguma coisa, você se sente viva. Você se tem de volta. Está suspensa. Inominável. Livre.

Após se desvencilhar e reclamar sua própria força, você agora pode compreender e tomar decisões com relação ao seu desconforto. Pode decidir que seu corpo não se sente bem quando come açúcar. Que precisa consultar um médico ou uma nutricionista. Pode decidir que precisa mudar de emprego. Ou de marido. Que seu corpo precisa se movimentar mais. Mas até que esteja livre da Voz, qualquer decisão que você tome baseada na opressão a que Ela lhe submete é como uma confissão feita sob tortura. Quando você decide que precisa perder dez quilos porque está horrível com esse peso ou que precisa meditar todos os dias ou ir até a igreja aos domingos porque, do contrário, irá para o inferno, está tomando decisões de vida presa a correntes. As decisões induzidas pela Voz — aquelas tomadas por causa de vergonha, força, culpa ou privação — não são confiáveis. Não duram, porque se baseiam no medo das consequências em vez de no desejo de verdade.

Pergunte a si mesma o que você ama. Sem medo das consequências, sem força, ou vergonha, ou culpa. O que a motiva a ser gentil, a cuidar do seu corpo, do seu espírito, dos outros, da Terra? Confie no desejo, confie no amor que pode ser traduzido em ação sem a ameaça de punição. Confie que você não irá destruir o que mais importa. Dê muito a você mesma.

3ª Parte

Comendo

Aquelas que se divertem e aquelas que não se divertem

MINHA DIETA FAVORITA FOI A "DIETA CIGARRO, café e soda *diet*". Um psicólogo famoso chamado Bob me falou dela em um verão quando eu estava no segundo ano da faculdade. Bob, que chegara a pesar cento e oitenta quilos, agora era esplendidamente magro graças a essa nova invenção; a "Dieta Marrom": três maços de cigarro e doze xícaras de café por dia. Ponto.

"Uau!", eu disse a Bob em um restaurante enquanto eu me enchia de bolinhos lambuzados de manteiga e ele tomava café e fazia anéis com a fumaça do cigarro. "Finalmente! Uma maneira de ser magra!"

Bob balançou a cabeça vigorosamente. Mergulhado em cafeína suficiente para explodir uma usina nuclear, seus movimentos lembravam o de um maníaco: os pés batiam no chão enquanto ele falava, as mãos faziam círculos no ar. Então ele disse: "Funciona mesmo, Geneen, perdi mais de cem quilos. E o melhor é que não tem nada complicado. Não é preciso mastigar nada. Não precisa lavar pratos. Nenhuma louça. Qualquer um em qualquer lugar pode ficar magro com esta dieta!".

Por isso, no dia seguinte comecei a Dieta Marrom, acrescentando a soda *diet*, embora ela não seja marrom. Fui fiel ao programa durante três semanas e perdi muito peso, como você pode imaginar. E como nunca dormia, consegui realizar muitas tarefas até então desafiadoras como ler *O Conde de Monte Cristo* e tricotar um xale de lã.

Mas esse não foi o único programa que encarei seriamente. Todas as vezes que ouvia falar de um novo regime — Dieta do Frango Frito, Dieta do *Sundae*, Dieta das Uvas e Nozes —, encarava o desafio com entusiasmo, até mesmo com reverência. Eu adorava que me dissessem o que fazer. Parecia que havia alguém no comando. Alguém havia analisado a situação, entendido a confusão em que eu me encontrava e descoberto a resposta. Proteína. Massa. Comida crua. Cocô de rouxinol. Não importava. Eu me dispunha a abandonar a dieta desta semana pelo seu oposto na semana seguinte porque "alguém havia dito". Eu achava reconfortante acreditar que se fosse fiel e obedecesse à "palavra", encontraria a salvação — a paz do ódio implacável que sentia por mim mesma e que eu acreditava que era provocado pelos meus culotes.

A verdade é que todas as dietas que eu começava funcionavam incrivelmente bem. Eu sempre perdia peso e sempre encontrava redenção porque as regras eram muito claras:

- Arrependa-se!
- Prive-se!
- Morra de fome!

Até eu não aguentar a privação por mais um minuto sequer. Nem um. No meu limite, eu me tornava o oposto de mim mesma. A ordem transformava-se em caos; a restrição, em abandono. Como um lobo em noite de lua cheia, eu me transformava em uma criatura da noite, um ser selvagem que pouco lembrava o ser humano diurno. Eu rasgava e abria caixas, latas e sacos de comida com uma voracidade tão intensa que parecia que não comia há anos. Depois de dezoito meses vivendo com alimentos crus e sucos, passei dois meses ingerindo pizzas inteiras e pedaços de salame. Depois de três semanas da Dieta Marrom, passei seis semanas comendo dúzias de *donuts* de uma só vez. Então, com a mesma rapidez com que havia começado, o amanhecer rompia o transe e eu voltava a ser civilizada.

Quando parei de fazer dieta, deduzi erroneamente que todos os comedores compulsivos ansiavam por regras, diretrizes, ordem até se rebelarem contra elas e comerem compulsivamente. Porém, cerca de dez anos atrás, minha amiga nutricionista Francie White me disse que algumas pessoas odeiam dietas. Algumas pessoas se rebelam no instante — e não três semanas depois — em que lhe oferecem um plano alimentar. Suas vidas são como uma longa compulsão.

Ao avaliar esse fato com minhas alunas, descobri que praticamente metade delas nunca tinha conseguido fazer uma dieta. Elas não estavam interessadas nas regras, em ordens ou em que lhes dissessem o que fazer. Elas me falaram do horror que era comer ininterruptamente sem restrição. Do instante em que se viam diante da geladeira sem entender como haviam chegado ali. De terminarem um bolo antes de se lembrar de terem dado a primeira mordida. Ficou claro que nem toda compulsão é provocada pela privação; para metade das pessoas que comem por razões emocionais, a compulsão (ou, no mínimo, o excesso de alimentação) é um estilo de vida pontuado por sono, trabalho, tempo com a família. O que me levou à conclusão de que há dois tipos de comedores compulsivos: restritivos e permissivos.

Os restritivos acreditam no controle. Deles mesmos, do seu consumo de alimentos, do seu ambiente. E, sempre que possível, esperam controlar o mundo todo. Os restritivos agem com a convicção de que o caos é iminente e que é preciso tomar medidas agora para minimizar seu impacto.

Para um restritivo, a privação é reconfortante porque lhes dá a sensação de controle. Se limito meu consumo de comida, limito o tamanho do meu corpo. Se limito o tamanho do meu corpo, eu (acreditando ser possível) limito meu sofrimento. Se limito meu sofrimento, controlo minha vida. Eu me previno para que coisas ruins não aconteçam. O caos fica longe.

O extremo da restrição leva à anorexia — a fome que ameaça a vida —, mas todos os restritivos acreditam na privação, na restrição e na contenção como princípios orientadores. Quando comemos juntas em meus retiros, reconheço as restritivas imediatamente: há mais espaço em seus pratos do que comida.

Uma de suas principais crenças é de que menos é mais. Se mostrar menos de mim, é menos a sofrer. Se cortar uma parte de mim na altura dos joelhos, então o tombo será menor quando alguém vier com sua espada. Comer menos — e ser magra — equivale a estar segura.

Quando as calorias eram a medida do dia, as restritivas sabiam quantas calorias havia em uma maçã pequena, uma taça de sorvete, um biscoito. Quando a medida passou a ser o índice glicêmico, elas sabiam quantos gramas de gordura, proteína e carboidrato havia em uma torrada, em uma colherinha de azeite, em um *muffin* de chocolate. "O que é isso?", você diz. "Aveia é o novo ingrediente miraculoso? Certo, vou colocar em tudo o que comer pelos próximos dez anos." Ou, então: "O quê? Aveia pode causar câncer? Certo, vou parar de comer imediatamente." Como a restrição/privação se traduz como controle, e como controle significa segurança, que por sua vez significa sobrevivência, qualquer perspectiva de privação causa alívio: diga-me o que preciso cortar e eu farei isso imediatamente. Diga-me quando, quanto e o que comer. Dê-me listas para memorizar. Dê-me regras e serei sua para sempre. Minha vida depende disso.

Como as pessoas restritivas estão sempre tentando conter a energia selvagem que está querendo ser liberada — afinal de contas, a Lua Cheia está sempre prestes a surgir —, não conseguem relaxar. Como estão sempre tentando impedir o inevitável, têm de trabalhar muito; e como trabalham muito, estão convencidas de que o sofrimento seja nobre. E se não é difícil, não vale a pena.

Não são pessoas que riem muito, pois o riso e a diversão não são seus objetivos. Para encontrarmos diversão (ou o que parece), temos de nos voltar para suas irmãs, as permissivas.

As pessoas permissivas consideram qualquer tipo de regra uma aberração. Se perderam um pouco de peso com alguma dieta, foi com muito sofrimento. Duvidam de qualquer programa, orientação, tabela de alimentos.

As permissivas dizem: "Engordei vinte quilos nos últimos seis meses e simplesmente não consigo entender o que aconteceu". Enquanto o tipo restritivo funciona com a hipervigilância, com a antena ligada permanentemente, o tipo permissivo passa pela vida atordoado. Assim, não precisam sentir dor — a sua ou a de quem quer que seja. Se não percebo, não há o que consertar. Se passo pela vida adormecida, não preciso me preocupar com o futuro porque não terei consciência dele. Se desistir de tentar, não vou me decepcionar quando falhar.

Como o restritivo, o tipo permissivo funciona com base na necessidade de se sentir seguro no que considera situações hostis ou perigosas, mas, ao contrário dos restritivos, que tentam administrar o caos, as permissivas se fundem a esse caos. Elas não veem motivo para tentar controlar o incontrolável e decidiram que o melhor é se misturar e aproveitar a festa. Divertir-se.

Em meu livro *When you eat at the refrigerator**, escrevi sobre a minha amiga Sally, uma permissiva que chamei de amiga infernal: "Não importa como esteja me sentindo, quando chego à sua casa, em pouco tempo me pego pensando: 'Que diabos! Posso muito bem tomar champanhe em taças de cristal. Posso muito bem pintar as unhas de dourado. Posso muito bem tomar um banho no meio do dia em sua banheira gigantesca com torneira de sereia. No que é que eu estava mesmo pensando quando cheguei aqui?'". Estar com Sally é como se entregar à compulsão sem a comida.

* Quando você come diante da geladeira.

Embora tanto restritivas quanto permissivas acreditem que não há o suficiente para ir atrás, que não vão conseguir aquilo de que precisam, as restritivas reagem a essa falta percebida privando-se antes de serem privadas; as permissivos reagem tentando armazenar o que for possível antes que a liberdade/amor/atenção acabem. Foram elas que deram origem ao estereótipo (distorcido) da "gorda e feliz" porque parece que estão sempre se divertindo. Parece que não se preocupam, mas isso acontece apenas porque se recusam a incluir qualquer coisa que afete sua esfera protetora de torpor. Suas vidas dependem da negação da mesma maneira que a vida das restritivas depende da privação — e, quando sua sobrevivência depende de passar pela vida subindo desde os primeiros degraus da verdade, não é mais divertido. Ou alegre.

No entanto, como a maior parte das sociedades não vai além do mundo das aparências, parece que as permissivas se divertem mais. Para uma restritiva, estar ao lado de uma permissiva é como ter tido permissão para sair da aula e passear por aí. É como estar com alguém de outro planeta. Quando vou ao Starbucks com uma amiga permissiva, peço um chá pequeno com leite orgânico. Ela pede um gigantesco Frappuccino — não o *light* — com chantili. "Mas são onze horas da manhã!", eu digo. Ela ri e diz: "A vida é curta, querida! Quer um pouco de chantili?"

Você pode se perguntar por que as restritivas não fazem as malas e passam para o campo das permissivas. Se tiver de ser uma ou outra (e todo mundo é), por que não ser uma permissiva? Por que alguém se privaria quando pode tomar champanhe ou saborear um café com chantili com total abandono antes do meio-dia?

Como restritiva, já pensei nessas coisas. Assim como todas as permissivas. Quando introduzo esse assunto em meus retiros, minhas alunas têm duas reações: grande alívio ou muita inveja. Alívio por verem que seu comportamento tem um nome. Inveja por querer ser o que não são. Restritivas subitamente começam a acreditar que suas vidas seriam melhores se pudessem abrir mão do controle, mas as permissivas estão convencidas de que, se conseguissem seguir um programa de alimentação razoável, conseguiriam perder peso.

Nosso subtipo não depende de nós. Como diz minha mãe, depende do seu berço. Nascemos com certas predisposições, certos desvios em nossa percepção. Irmãos, até mesmo gêmeos, com os mesmos pais, o mesmo ambiente, têm percepções diferentes dos acontecimentos. Pela minha experiência, somos restritivas ou permissivas desde que nascemos; é através dessa lente que enxergamos nossas famílias.

Divertido ou não, tanto a restrição quanto a permissão estão ultrapassadas, são relíquias irrelevantes de comportamento que têm pouco valor em nossas vidas agora. São, como já disse, mecanismos de sobrevivência. São defesas infantis que estamos usando para nos proteger das perdas que já aconteceram.

Restritivos e permissivos são subtipos de comedores compulsivos cuja meta é a defesa. A compulsão é uma maneira de nos protegermos de sentimentos que acreditamos serem impossíveis de sentir, que estamos convencidos serem intoleráveis. É uma compulsão porque nos vemos obrigadas a praticá-la. Porque, no momento em que a estamos realizando, acreditamos que não temos escolha. As crianças não têm muita escolha com relação ao ambiente em que crescem e quando as pessoas que cuidam delas agem de maneira grosseira e abusiva, mas os adultos têm uma infinidade de opções. O máximo que uma criança pode fazer é encarar ou dar as costas ao sofrimento. Mas as crianças não conseguem suportar muito sofrimento sem se fragmentar, já adultos com egos e sistemas nervosos razoavelmente desenvolvidos não precisam temer que essa dor os mate. Quando usamos consistentemente as defesas que desenvolvemos vinte ou cinquenta anos atrás, nós nos congelamos no passado. Perdemos o contato com a realidade. Vivemos uma mentira.

As restritivas controlam. As permissivas se entorpecem. Ambas revelaram-se brilhantes estratégias para salvar a vida dando nome à nossa dor quando dependíamos totalmente de outras pessoas e/ou éramos incapazes de agir por conta própria. Porém, ser vulnerável e aberta não significa mais ter vergonha, ser rejeitada, abusada ou ferida, permitir e restringir deixam de ser estratégias adaptativas eficientes. Plastificando constantemente nossas defesas do passado em nossa realidade atual, criamos a ilusão de que o que havia lá então está aqui agora. Nunca chegamos às sempre novas possibilidades do presente.

A neuroanatomista Jill Bolte Taylor fala da euforia que sentiu quando, durante um derrame, as funções do lado esquerdo do seu cérebro, que controlam o pensamento linear e usam o passado para orientar o presente, pararam de funcionar. Quando não havia mais a lembrança de como eram as coisas, não havia mais conceito do eu, não havia mais eu e você. Nenhuma separação entre as moléculas de uma mão e as moléculas de uma pia ou de uma folha de grama. Sem a grade do passado impondo-se sobre o presente que se descortinava, havia apenas paz, apenas esplendor, apenas a consciência e o profundo respeito com a vida em si.

Mestres espirituais apontam para essa possibilidade, salvo o derrame, há milhares de anos: o contentamento de chegar ao lugar onde você está.

Quando não estamos reconstruindo o passado a cada nanossegundo, o que está no presente é tão compensador, tão cheio de amor, tão inacreditavelmente simples que, uma vez experimentado, muda tudo. Porque, então, você sabe o que é possível e se recusa a aceitar menos que isso.

Para as reuniões de fins de semana com vinte alunas do meu grupo de retiro, peço que tragam seu prato favorito para compartilharmos e digo que vou oferecer o prato principal e a sobremesa.

Eu levo um salmão inteiro cozido e um bolo de chocolate. (No que me diz respeito, essa poderia ser a refeição, mas estou aberta a acrescentar alguns legumes e folhas de alface caso apareçam.)

A sala é tomada por uma sensação de entusiasmo e antecipação. Comida! Comer! Sim! Quando todas terminam de colocar a comida na mesa, temos oito pães de forma, dois queijos, cinco pacotes de biscoitos, duas caixas de *cookies*, uma salada, um pacote de minicenouras, outro de tomates-cereja, o salmão e o bolo de chocolate.

As restritivas só querem comer o que trouxeram: tomate-cereja, salada e cenoura. E ficam furiosas comigo por ter trazido o bolo de chocolate.

Uma delas diz:

— Deveríamos estar trabalhando aqui, analisando nossas questões, não nos divertindo.

Outra diz:

— Como posso apreciar minha comida com essa coisa olhando para mim?

As permissivas, porém, estão eufóricas:

— Onde você conseguiu esse bolo? Será que entregam lá em casa?

— Quanto podemos comer de cada vez?

Outra permissiva, uma das que acabaram de fazer cirurgia para reduzir o estômago, diz:

— Eu só posso comer um pedacinho de cada vez, mas posso continuar a comer pelas próximas horas?

Nada como um bolo de chocolate a um metro de distância para revelar nosso medo do caos ou nosso desejo de mergulhar nele.

E é por isso que comer compulsivamente — e, assim, a restrição e a permissão — é uma porta de entrada para o que Jill Bolte Taylor chama de "euforia do momento presente". Quando diferenciamos o agir de acordo com o impulso de se afastar do momento presente, morrendo de fome ou nos empanturrando, e a tomada de consciência desse impulso , já não somos mais prisioneiras do passado.

A consciência e a compulsão não podem coexistir, pois a última depende da obliteração da primeira. Com a consciência do desejo de se empanturrar, mas sem se empanturrar, você sai da imersão no passado e começa a chegar ao presente, passa a ser alguém consciente do seu passado sem ser o passado. Uma vez no "aqui agora", você pode começar a se perguntar qual é a sensação, qual o som, qual a aparência. Você pode perceber o que nunca percebeu. É como compreender, de repente, que sua música predileta estava tocando há horas, mas você estava prestando tanta atenção aos vídeos no YouTube que não ouviu uma nota sequer. Ou como caminhar pelo parque ouvindo o iPod e, um dia, perceber que nunca ouviu o estalar dos galhos quebrando, o canto dos pássaros, nunca sentiu o cheiro das folhas.

O começo sempre envolve a percepção de onde você está e o que está fazendo. Não tentar estar em outro lugar. Não tentar, como digo às minhas alunas, mudar um fio do seu cabelo. Você está diante de um bolo de chocolate e percebe que quer comer todo o bolo. Não se importa de arrebentar o intestino por causa da cirurgia de estômago que acabou de fazer. Não se importa se ninguém mais do grupo pegar um pedaço. Você quer o bolo inteiro.

É uma boa coisa perceber isso. Não se julgar. Não pensar que o querer todo tem algo a ver com o tipo de pessoa que você é. Não dizer a si mesma que é egoísta e que, se as outras soubessem que você quer tudo, jogariam-na para fora. Nada disso. Você se volta para o momento presente; já que seu corpo está aqui, agora, já que a fome ou a falta dela também estão aqui; você se pergunta se está com fome. Simples. "Estou com fome?"

Como as permissivas usam a comida para sair de seus corpos, não estão familiarizadas com a linguagem da fome e da saciedade. Comem porque a comida está ali e porque sentem vontade, não porque seus corpos pedem para comer. O antídoto para o abandono do corpo é, como sempre, primeiro estar consciente de que saiu, e, depois, voltar lenta e delicadamente. Começar percebendo uma respiração e depois outra. Tomar consciência da tensão no corpo. Mexer os pés. Sentir a superfície da cadeira em que está sentada ou do chão em que está em pé. Pouco a pouco, as permissivas precisam começar a reconhecer as dicas de fome e saciedade. Precisam começar o processo de tomar posse de suas pernas, de seus braços.

As restritivas sabem quando estão com fome (exceto quando o padrão chega ao extremo da anorexia e a fome desaparece) e quando já comeram o bastante. Geralmente não lhes ocorre comer o que quiserem. Querer é assustador; significa perder o controle. Por isso, começam lentamente, gentilmente, reconhecendo alimentos que talvez queiram, mas que não estão na lista de seus alimentos preferidos. Iogurte integral, por exemplo, geralmente causa uma reação de horror no restritivo. Chantili pode evocar um pandemônio. No entanto, como lembro às restritivas com quem trabalho, estamos falando apenas de comida. Se a ideia de que um pouco de chantili tem o poder de derrubar a noção de eu que você construiu tão cuidadosamente, precisamos descobrir quem você pensa que é. É uma criança pequena que acredita que precisa administrar seu ambiente para que todos sejam felizes e ela esteja segura? É a que acredita que quanto menos possui, menos problemas terá? Quando você entende que acredita ser uma criança que não existe mais, é como tirar o fone do ouvido e perceber, de repente, todo o barulho dos pássaros. Você começa o processo de perceber o que realmente existe. O que está aqui, agora.

Algumas palavras finais sobre rótulos.

Todo mundo é tanto permissivo quanto restritivo. Uma restritiva transforma-se em permissiva no momento em que se entrega à compulsão. Uma permissiva se torna restritiva todas as vezes que decide seguir um programa, mesmo que essa decisão dure duas horas.

O uso de nomes para definir comportamentos humanos complexos e multidimensionais é útil, mas também pode ser usado para nos distanciarmos de um entendimento completo do padrão que estamos definindo. Gravitamos em torno de rótulos porque é sempre um alívio quando nos vemos e nos descobrimos em descrições.

Muitas vezes, porém, acabamos explicando nosso comportamento com algo como: "É, como desse jeito porque sou de Virgem com ascendente em Escorpião, filha adulta de um alcoólatra, sou também um seis no Eneagrama e também uma Permissiva". Os rótulos podem se transformar em desculpas para a preguiça. "Não preciso ter curiosidade sobre o que faço porque já sei os motivos do meu comportamento: sou restritiva. Se sou rígida com relação ao que como, e porque os restritivos gostam de estrutura, problema resolvido." O que surgiu como forma de encontrar semelhanças em uma complexa lista de comportamentos torna-se uma maneira de desmerecer esse mesmo comportamento como se já fosse conhecido e entendido.

Apresento o Eixo Restritivo-Permissivo da alimentação compulsiva de maneira leve nos retiros porque ele ajuda a revelar padrões que eram mistificados ou dolorosos. Mas, quando minhas alunas começam a tentar se encaixar em um desses rótulos ou a usá-los para justificar seus hábitos alimentares, digo-lhes para esquecerem que ouviram as palavras "permissiva" ou "restritiva".

Se esses subtipos revelam algo a respeito da sua relação com a comida que antes passava despercebida, use-os. Se os rótulos deixam-na confusa, se percebe que está brigando com eles (ou comigo) porque não consegue se encaixar neles, lembre-se de que são apenas dedos apontando para a Lua, e não a Lua em si.

Se o amor pudesse falar

QUANDO PERCEBI COMO ERA SIMPLES ACABAR com a compulsão alimentar — comer o que seu corpo pede quando você está com fome e parar quando está satisfeita —, foi como se tivesse pulado para fora da vida como eu a conhecia e, de repente, descobrir-me em outra galáxia. Como se eu tivesse tentado atravessar um terreno de areia movediça com botas de chumbo e, agora, estivesse flutuando em um mundo sem gravidade; sendo que tudo o que precisei fazer — tudo o que precisava ser feito — foi tirar as malditas botas.

Estava convencida de que, uma vez divulgada a informação, assim que as pessoas percebessem que já tinham a resposta para seus problemas alimentares, a indústria multibilionária das dietas entraria em colapso. Conseguiríamos chegar ao nosso peso natural e não seríamos mais consumidas pelo consumismo, partiríamos para o desmantelamento das armas nucleares, acabando com nossa dependência do petróleo e descobrindo procedimentos não cirúrgicos para corrigir a pálpebra caída. Em vez disso, as pessoas me olharam com desconfiança e hostilidade em graus variados — "Fome? O que e que a fome tem a ver com comida?" O apresentador de TV Regis Philbin virou os olhos e me disse: "Ora, o que é isso? Você está dizendo que, se eu quisesse tomar um *sundae* com calda de chocolate quente todos os dias durante três semanas, poderia fazer isso e perder peso?".

"Humm... Sim, é isso.", respondi. Regis pareceu surpreso, sem saber o que dizer. Além de esperar uma resposta mais elaborada, ele provavelmente estava se perguntando se eu conseguia pronunciar uma palavra com mais de duas sílabas. Agora, só algumas décadas depois, eis minha resposta: se você realmente prestar atenção ao que o seu corpo (não sua mente) deseja, vai descobrir que ele não quer três semanas de *sundaes* com calda de chocolate quente, apesar da palpitação e da salivação que a simples menção dos *sundaes* provoca. Além da necessidade que seu corpo tem de outros alimentos, há também o fato de que no momento em que diz a si mesma que pode, no momento em que o tabu é removido, os *sundaes* com calda de chocolate quente se tornam algo tão comum quanto sardinhas. Pergunte a qualquer mulher que tenha se apaixonado por um homem casado ou por qualquer outro homem não disponível por algum motivo. Pergunte sobre a paixão (e sua falta) quando essa paixão torna-se disponível e, de repente, ela pode ter o que achava que queria. É um axioma, tanto no amor quanto na comida, que o fato de conseguir o que você quer é diferente de querer o que não pode ter.

A maioria de nós fica tão envolvida com a intransigência do problema comida-e-peso que não consegue ver que ele se deve em grande parte à nossa recusa em largar as malditas botas. Somos como as pessoas daquelas experiências com cegueira ligada à atenção que se concentram tanto na bola durante o jogo de basquete que nunca percebem, nem uma vez, a mulher fantasiada de gorila atravessando a quadra várias vezes.

Aquelas de nós que estão muito concentradas na comida e no peso nunca levam em consideração que estão ignorando a solução mais óbvia. Dizemos a nós mesmas que a resposta está lá fora e que nossa tarefa é continuar procurando, nunca desistir até encontrarmos a resposta certa. Em um mês, tratam-se de alimentos brancos. Depois, é a química cerebral. Descobrir o remédio certo. O gene da gordura. O vício em açúcar. Alimentos de acordo com o tipo sanguíneo. Alimentos alcalinos e formadores de ácidos. Embora a atenção a uma ou algumas dessas questões possa realmente facilitar a luta, costumamos buscar respostas para a nossa relação com a comida abdicando da nossa responsabilidade pessoal. Juntamente com cada ataque frenético de envolvimento passional com a mais recente solução, está a mesma falta de interesse em olhar para os próprios pés. A mesma convicção de que "eu não tenho o poder de fazer nada com relação a esse problema". Queremos que façam, queremos que nos consertem, mas como a resposta não se encontra onde estamos procurando, nossos esforços estão fadados ao fracasso.

Libertar-se da obsessão não está ligado a algo que se possa fazer; trata-se de saber quem você é. Trata-se de reconhecer o que a mantém e o que a deixa exausta. Reconhecer o que você ama e o que acha que ama porque acredita que não pode ter.

* * *

Durante os primeiros meses de idas e vindas sem minhas botas de chumbo, qualquer alimento ou modo de comer (no carro, em pé, escondida) que me deixasse desorientada, sem energia, que me fizesse sentir mal com relação a mim mesma, logo perderam seu apelo. No outro lado da Lua, na galáxia sem gravidade, ficou evidente que comer só dizia respeito a uma coisa: nutrir o corpo. E este corpo queria viver. Este corpo adorava estar vivo. Adorava movimentar-se com facilidade. Adorava poder ver, ouvir, tocar, cheirar, sentir o gosto — e a comida era muito importante para tudo isso. A maneira de comer era outra forma de voar.

As Diretrizes Alimentares mostram com o que comer se parece quando se torna outra forma de voar. Quando é relaxante e nutritivo, liberta e sustenta. Escrevi extensamente sobre as Diretrizes em meus três primeiros livros; existem versões adaptadas em outros livros e a indústria das dietas cooptou algumas ideias, mas elas ainda servem como indicadores fundamentais para a alimentação intuitiva. E como fascinantes portais para mostrar como comemos e, consequentemente, como vivemos.

Nem sempre considerei as Diretrizes tão interessantes. Quando as ensinei pela primeira vez, eu as via como instruções chatas, mas necessárias, para nos libertarmos da alimentação compulsiva. Eu também acreditava na perspectiva cultural dominante de que a obsessão com comida é um problema banal das mulheres que precisava ser removido para que pudéssemos nos concentrar nas preocupações espirituais, intelectuais e políticas mais urgentes. Mas, depois de trabalhar com o sofrimento de tantas mulheres, acredito que o fato de mais da metade das mulheres nos Estados Unidos estarem afundando na areia movediça da obsessão por comida seja uma preocupação espiritual, intelectual e política — o que significa que as Diretrizes são uma prática espiritual. Se essas mulheres conseguissem desembalar sua dor (começando por se permitir a usar a comida como forma de apoio em vez de punição) e dizer a verdade sobre suas vidas — parafraseando a poeta Muriel Rukeyser —, o mundo racharia.

Uma pequena rachadura no mundo abriria um grande caminho, pois a objetificação da questão — incluindo aí do corpo da mulher — é uma das causas do desastre apocalíptico em que agora nos encontramos. Em vez de tratar nossos corpos (e o corpo da Terra) com reverência, nós os tratamos como lixo; tentando submetê-los às nossas vontades. Considerando que estamos penduradas em um precipício — seja por causa do derretimento das geleiras ou das taxas de obesidade infantil —, podemos seguramente deduzir que nossa maneira de agir não está funcionando.

As Diretrizes oferecem outro caminho.

Cada uma tem seu equivalente não alimentício, sua dimensão "espiritual" ou não aparente. Você pode comer escondida, por exemplo, esconder o que come da família e dos amigos, mas também pode esconder seus verdadeiros sentimentos. Pode mentir para as pessoas com relação ao que acredita, ao que deseja e ao que precisa. E pode examinar sua vida olhando para a maneira como vive ou como come. São caminhos para o que está subjacente e além da comida: para aquilo em você que nunca sentiu fome, nunca foi compulsivo, nunca ganhou ou perdeu um quilo.

Embora permissivas e restritivas tenham relações completamente diferentes com orientações concretas (vindas de outra pessoa) e com estruturas (como as Diretrizes Alimentares), tanto a adesão servil à estrutura quanto a aversão absoluta às orientações precisam ser examinadas. Tanto permissivas quanto restritivas precisam de uma espécie de bússola — mesmo uma tão solta quanto as Diretrizes Alimentares — para atravessar a escuridão da compulsão. Apesar de soar adorável, a frase "Fique sossegada! Sua verdadeira natureza tomará conta de tudo" geralmente significa sossegar com relação aos seus hábitos alimentares arraigados. O que significa sua maneira habitual de morrer de fome e de se empanturrar.

Recebo muitas cartas de restritivas que se tornaram permissivas e que não conseguem abandonar a rebeldia contra os anos em que lhes diziam o que, quando e quanto comer. Elas agora não aguentam mais qualquer coisa que lembre regras ou programas alimentares, quando antes eram obedientes.

A rebeldia contra algum tipo de orientação concreta é apenas o outro lado da obediência servil. De qualquer maneira, você não está livre porque a regra em si ainda está determinando seu comportamento.

Quando as permissivas se rebelam contra a estrutura ou quando as restritivas se tornam permissivas e se rebelam contra a estrutura, não é a estrutura que está causando tanta confusão, mas a maneira como está sendo interpretada. As histórias que estão contando a si mesmas. Como estão definindo fracasso, sucesso. Quem pensam que são. O significado que dão a perder ou ganhar peso. "Minha vida está perdida a menos que eu coma todas as vezes que tiver fome nos próximos doze anos. Sou um fracasso tão grande que não consigo perceber quando estou com fome."

Minhas alunas do retiro me ensinaram que não importa como se faz, dar instruções sobre alimentação às pessoas — mesmo quando envolvem confiança e uma grande quantidade de chocolate — é sempre um tanto perigoso. Apesar de as Diretrizes se referirem a relaxamento e liberdade, muitas vezes são vistas como mais uma série de regras a serem seguidas. Mais um conjunto de regras a serem descartadas. Mais sete maneiras de se rebelar.

Há alguns anos, durante uma pausa para o almoço, depois de ter falado durante três horas sobre as Diretrizes, dei uma volta pelo salão onde as pessoas estavam atacando seu almoço e só posso descrever a cena como um frenesi alimentar. Vi minhas adoráveis alunas abarrotarem seus pratos com tanta comida que faria os banquetes de novela parecerem um lanchinho sem graça.

Quando percebi que a aula sobre as Diretrizes que preparei com tanto cuidado carecia de um *follow-up*, toquei o sino e solicitei que todas largassem seus talheres. (Atenção: NÃO tente fazer isso com seus amigos ou familiares. A menos que essas pessoas estejam pagando para que você interrompa sua refeição, você corre o risco de levar um tiro se ficar entre uma pessoa faminta e sua comida. Até mesmo minhas assistentes no retiro — amigas íntimas — olharam-me com selvageria quando toquei o sino de "larguem seus talheres".)

Desde aquela fatídica tarde, no retiro, fazemos um exame ativo da comida que está em nossos pratos em pelo menos uma ou duas refeições, mas aquele almoço foi o primeiro. Depois de desviar de uma torrente de olhares furiosos e de um retumbante "Não!", fui rápida e diretamente ao ponto: "Acabamos de passar a manhã falando detalhadamente de fome, satisfação e sinais do corpo — ou seja, sobre as Diretrizes Alimentares. E estou curiosa para saber como isso afetou vocês".

Seguiu-se um embaraçoso silêncio. Então, uma pessoa teve a coragem de dizer: "O que têm as Diretrizes Alimentares?", outra disse: "Ah, aquelas. O que elas têm a ver com o almoço?".

No dia seguinte, na tentativa de debelar a rebelião contra um conjunto de regras que elas acreditavam estar mascaradas sob o nome de Diretrizes, comecei a chamá-las de Instruções Se o Amor Pudesse Falar. Disse às minhas alunas: "Se o amor pudesse falar sobre comida, ele diria: 'Coma quando estiver com fome, querida, porque, se não o fizer, não vai apreciar o sabor da comida. E por que fazer algo que não aprecia?'. Se o amor pudesse falar, ele diria: 'Coma o que seu corpo deseja, amada, ou não vai se sentir tão bem. Por que você sairia por aí se sentindo cansada ou deprimida por causa do que colocou na boca?'. Se o amor pudesse falar, meu docinho, ele diria: 'Pare de comer quando for o suficiente, ou você vai se sentir mal, e por que passar um só minuto desconfortável?'".

Elas gostaram.

Riram e entenderam que era isso o que de fato as Diretrizes estavam tentando fazer: ensinar a arte de se respeitar quando o assunto é comida.

Ainda continuaram rebeldes.

E me ensinaram que quem come compulsivamente geralmente tem uma morte lenta, a cada dentada. Você ouve sobre as Diretrizes (ou as Instruções Se o Amor Pudesse Falar, como preferir) e pensa: "Uau! Eu consigo!". Então, descobre que se sente impelida a pegar comida escondida, não consegue parar de assaltar a geladeira, e que talvez ser compulsiva não seja tão mal assim, afinal de contas. Mas uma vez que vislumbra a possibilidade de liberdade, experimenta o sublime bem-estar físico, não pode mais voltar atrás. Uma vez que você aprende, não consegue desaprender.

Ainda.

O amor fala, mas podemos não ouvir. Em um determinado momento de uma tarde qualquer, você poderá estar mais interessada em usar a comida como droga, em comer um bolo inteiro. Esse é o caminho que vai percorrer por um tempo. Minha recomendação é começar devagar. (Se você transformar essas instruções em outro projeto — como ir para a academia cinco dias por semana depois de ter passado seis anos sem qualquer atividade física —, vai se entusiasmar, mas desistirá rapidamente.) Veja com quais instruções você se identifica e quais quer esquecer. Use aquela que lhe agrada. Siga-a durante uma semana. Observe a diferença entre segui-la e ignorar sua existência.

Confie no processo, confie no seu desejo de liberdade. Consequentemente, irá querer parar de fazer qualquer coisa que interfira no crescente brilho que passou a associar com estar viva. E tenha a certeza de que, assim como a borboleta que bate suas asas em uma parte do mundo e causa um furacão em outro lugar, todas as vezes que uma mulher combina sua alimentação com o relaxamento, todas as vezes que ela tira as malditas botas de chumbo, os laços se abrem para o resto de nós.

Ser um *sundae* com calda de chocolate quente

AS DIRETRIZES ALIMENTARES PARECEM BONECAS russas: são exatamente o que parecem ser e também são mundos que se abrem interminavelmente para outros mundos. Podemos, por exemplo, interpretar a diretriz Coma o que seu Corpo Quiser apenas com relação à comida. Um avanço notável irá ocorrer: pode ser que você comece comendo tudo o que estiver à vista e então perceba que esse comportamento é uma reação, uma rebelião contra a regra não verbalizada que diz que você não pode ter o que quer. Mas quando diz a si mesma que pode ter o que quiser, a regra cai — e, assim, qualquer reação a ela. Lentamente vai descobrir alimentos que você e seu corpo realmente querem. Os alimentos que lhe dão energia, que a despertam e a sustentam. Quando descobrimos que é possível nos sentir bem deixando de comer certas coisas e incluindo outras, a compulsão começa a se desfazer porque descobrimos algo melhor: a alegria de termos nossa vida de volta. A evolução do comer selvagemente para comer com o intuito de nutrir a força vital varia de pessoa para pessoa, mas se você começar a comer tudo o que não comia antes por mais de algumas semanas, está usando as Diretrizes como uma desculpa para a compulsão.

Coma o que seu Corpo Quiser também inclui querer o que é desejável — uma expressão do desejo do coração —; o que inclui beleza e vontade de saber o que está além do mundo das aparências. John Tarrant escreveu: "Todo o querer — ter amor, sermos reconhecidos pelo que somos, ter um novo carro vermelho — é querer encontrar e ser levado para a misteriosa profundeza das coisas". Em uma carta para Albert Einstein, uma criança escreveu: "Quero saber o que existe além do céu. Minha mãe disse que você poderia me dizer". Reduzindo todo o nosso querer a algo tão tangível quanto um pudim de caramelo, eliminamos a poesia, o sagrado, o desejo das nossas vidas e nos resignamos a viver com o coração fechado. A simples instrução Coma o que seu Corpo Quiser começa a abrir o que ficou escondido a vida inteira.

De uma aluna do retiro:

> Todas as vezes que como, é como se estivesse confirmando o conhecimento secreto de que, no fundo, sou uma pessoa má, que o amor e a beleza não foram feitos para mim, que estou sozinha, condenada e destinada a ficar neste purgatório perpétuo. Tocando a vida, fazendo um bom trabalho no mundo, envolvendo-me com a comunidade, mas sempre voltando para a verdade dura e fria desta solidão seca e das limitações inerentes à minha vida. Apesar da realidade de que há tanta coisa disponível para mim, continuo comendo demais para me impedir de ter essas coisas, e também para me confortar, porque sinto que não mereço ou que não tenho esse direito.
>
> Perpetuo minhas crenças comendo. Uma das coisas que reparei no domingo, durante nossa meditação da refeição, foi como, quando estava comendo, senti meu peito — meu coração — fisicamente apertado. Eu me senti mal por estar comendo e senti como se alguém devesse levar a comida embora, ou que eu mesma deveria afastá-la de mim, por isso o aperto. É como se eu tivesse construído uma parede no coração que ninguém consegue atravessar, que nenhuma intimidade pode penetrar. Mantenho as pessoas distantes e uma das maneiras de fazer isso é comendo.
>
> Estou começando a entender que toda essa luta com a comida não tem nada a ver com disciplina ou autocontrole ou negociação comigo mesma; não tem nada a ver sequer com a comida. É uma história — uma história poderosa — sobre amar, querer e ter.

Nas primeiras semanas em que comi o que queria, confundi o que não me permitia comer sem sentir culpa com aquilo que o meu corpo queria. E como fazia dieta há dezessete anos, minha lista de alimentos proibidos era longa. (Apesar de comer compulsivamente há tanto tempo quanto fazia dieta, não estava livre. Os compulsivos nunca estão livres. Depois da segunda ou terceira mordida, comer tornou-se um exercício de autotortura e culpa, como se estivesse me cortando com uma faca, atirando-me contra uma parede. A cada compulsão, eu ficava assustada, desesperada e doente.)

Quando eu disse a mim mesma que dessa vez podia comer o que quisesse — sem ameaça de dieta na segunda-feira pelo resto da vida —, fui direto para os alimentos que nunca podia comer na minha infância. Foi como se, ao me permitir comer o que não podia comer quando criança, eu acreditasse que poderia ter o que nunca tive. Como se refazendo parte da história, eu pudesse refazer o enredo; como se, comendo sorvete em vez de leite gelado, *cookies* em vez de bolacha de água e sal, estivesse planejando secretamente uma segunda infância.

E, como já escrevi antes, fiquei tão contente com a minha decisão de nunca mais fazer dieta que não percebi que estava rodando em uma névoa de açúcar comendo apenas *cookies* de chocolate tanto crus quanto assados. Precisava provar a mim mesma que o que eu mais queria não era proibido, mas o que eu não entendia era que eu não queria os *cookies*; eu queria que o que me permitiu tê-los fizesse me sentir bem-vinda, merecedora, adorada.

Nunca, jamais, foi verdade que o valor de uma alma, de um espírito humano depende de um número na balança. Somos seres únicos de luz, espaço e água que precisam desses veículos físicos para circular. Quando começamos a nos definir pelo que pode ser medido ou pesado, alguma coisa dentro de nós se rebela.

Nós não queremos *comer sundaes* com calda quente tanto quanto queremos que nossas vidas *sejam sundaes* com calda quente. Queremos voltar para casa, para nós mesmas. Queremos conhecer a maravilha, o prazer e a paixão e se, em vez disso, desistirmos de nós mesmas, se esvaziarmos nossos desejos, se deixarmos as possibilidades para trás, sentiremos um indescritível vazio. Sentiremos como se algo estivesse faltando porque realmente está — a ligação com a fonte de toda a doçura, todo o amor, toda a força, paz, alegria e quietude. Como já tivemos essa ligação uma vez — nascemos com ela —, não há como evitar que nos assombre. É como se nossas células lembrassem que aquele lar é um palácio fabuloso, mas estamos vivendo como miseráveis há tanto tempo que não temos mais certeza se o palácio não foi um sonho. E, se foi um sonho, então, podemos, pelo menos, comer sua lembrança.

Durante as primeiras mordidas, e antes de ficarmos tontas por termos comido demais, tudo o que queremos é possível. Tudo o que perdemos está aqui agora. Por isso estabelecemos a versão concreta do nosso eu perdido na forma de comida. E, uma vez que a comida torna-se sinônimo de benevolência, amor ou satisfação, não podemos deixar de escolhê-la, por mais alto que seja o preço. Não importa que os médicos nos digam que não viveremos mais um mês com esse peso. Porque quando estamos perdidas, quando estamos sem um teto, depois de passarmos anos separadas de quem realmente somos, as ameaças de ataque cardíaco ou pressão nas juntas não nos comovem. A morte não assusta aqueles que já estão semimortos.

O príncipe da obra clássica de Mark Twain, *O príncipe e o mendigo*, vestido em farrapos, proclamava: "Eu sou o rei, eu sou o rei, vocês não podem me controlar!" Ele continuou seguro de sua herança real mesmo quando ninguém mais acreditava nele, mesmo quando foi atirado na prisão. A maioria de nós, porém, passou tantos anos questionando seu direito de ocupar um espaço que só conhece uma maneira de ser ouvida, quando diz: "Eu sou a rainha, eu sou a rainha, vocês não podem controlar o que como!" Depois de anos confundindo fome física com fome espiritual, e, depois de anos dizendo a nós mesmas que o que somos é o que pesamos, desenvolvemos uma sensibilidade muito grande quando nos dizem o que, quando e quanto comer. É como se, em certo nível, nosso incontido brilho, ainda que inconsciente, levantasse a cabeça e dissesse: "Eu não ficarei enjaulado. Eu não serei limitado"

O maior desafio de qualquer programa que abor.da questões relacionadas ao peso é abordar também a parte de você que quer algo que você não sabe dizer o nome — o centro do seu coração, e não o tamanho das suas coxas — ou então não funcionará. Nós não queremos ser magras porque a magreza é inerentemente afirmativa, adorável ou saudável. Se isso fosse verdade, não haveria tribos na África em que as mulheres são gordas e majestosas e vivem muito. Não haveria histórias de matriarcados em que a fecundidade e a abundância física das mulheres eram adoradas. Queremos ser magras porque a magreza é a suposta moeda corrente da felicidade, da paz e do contentamento em nossa época. E, embora essa moeda seja uma mentira — os jornais estão cheios de celebridades magérrimas infelizes —, a maioria dos programas de perda de peso falha porque não cumpre o que promete: a perda de peso não traz felicidade para as pessoas. Ou paz. Ou contentamento. A magreza não resolve o vazio que não tem forma, peso ou nome. Até mesmo uma dieta extremamente bem-sucedida é um fracasso colossal porque dentro do novo corpo está o mesmo coração apertado. A fome espiritual não pode ser resolvida no nível físico.

Um famoso mestre zen disse: "Não existe certo. Não existe errado. Mas o certo é certo e o errado é errado."

O mesmo vale para as Diretrizes Alimentares. Elas não garantem uma vida livre da alimentação emocional, mas você não conseguirá se libertar da obsessão por comida se não as seguir. A comida tem um efeito direto sobre o nosso apetite e nossa disposição de questionar, de discernir o que é verdadeiro, de trabalhar para voltarmos para o que amamos. A comida — como matéria voltada para o espírito — é a ligação direta entre o físico e o espiritual, entre o que colocamos em nossa boca e o que sentimos no nosso coração. Paixão, força, alegria não podem fincar raízes em corpos exaustos, queimados, semimortos.

Em meus *workshops*, fazemos um exercício simples: as pessoas recebem uma pequena xícara com três tipos de alimento diferentes. Um dia é uma uva, um biscoito e um pedaço de chocolate. No outro dia, é um pequeno bombom, um *Doritos* e duas uvas passas. Tenho feito versões desse exercício desde que comecei a fazer palestras, e todas as vezes — sem exceção — o efeito é espantoso, porque, quando você come apenas uma das coisas lentamente, olhando para o que está comendo, segurando-a contra a luz, esfregando-a nos seus lábios, rolando-a na boca, todas as esperanças, sonhos e fantasias que você depositou na comida ficam evidentes. Uma pessoa disse: "Um é suficiente, mas quando penso em todos os outros que estão no pacote, é como se estivesse perdendo tanta coisa! Como se um grande amor estivesse esperando por mim e, comendo apenas um, eu estivesse lhe dando as costas". Nós duas sabíamos que o que ela estava dizendo não era literalmente verdadeiro. Que, se ela comesse o pacote todo, estaria dando as costas não apenas ao amor, mas a qualquer possibilidade de se sentir bem. Ainda assim, suas crenças sobre privação e ter o suficiente estavam tão identificadas com os alimentos que, a menos que ela se dispusesse a sentir alguma curiosidade sobre o que a comida estava representando, continuaria a acreditar que um pacote de bombons seria o caminho para a terra prometida.

Você tem de estar disposta a ir até o fim. A entender que a comida é um substituto para o amor, para a possibilidade e para o que quer que chame de verdadeira natureza, ou de Deus. Caso contrário, continuará ganhando e perdendo peso pelo resto da vida. Continuará esfregando as mãos, lamentando e se sentindo uma vítima. E, como digo às minhas alunas, apesar de não ficar sozinha se decidir passar o resto da vida dessa maneira — a maioria das pessoas que lutam com a comida e com o peso faz exatamente isso —, é bom entender que a escolha é sua. Você tem de decidir o que irá fazer, como diz a escritora Mary Oliver, com *"sua única e preciosa vida"*.

As Diretrizes Alimentares parecem uma lista de coisas a serem feitas — e, obviamente, são isso mesmo —, mas também são uma descrição da liberdade sem limites que está sempre a uma mordida de distância. As Diretrizes são um caminho para o mirante e, também, a paisagem deslumbrante. São o meio para acabar com a compulsão alimentar e descrições de qual é a sensação quando isso é alcançado. São sempre verdadeiras porque descrevem a verdade como ela se expressa através da comida.

Viver com as Diretrizes é uma prática espiritual porque, para segui-las, basta presença, consciência e o imediatismo de estar no exato momento. Costumo dizer às minhas alunas que se, no início, tudo o que conseguem é estar conscientes das Diretrizes quando comem — mesmo que por apenas cinco minutos — estarão entrando em contato com o que é maior do que seus desejos conflitantes e respostas condicionadas à privação de fomes antigas. Quando, mesmo que apenas por um momento, essa parte "espiritual" é vivida com a comida, existe uma inclinação natural para querer continuar explorando, continuar descobrindo, continuar tocando o lugar que nunca conheceu o sofrimento — o que é, afinal de contas, a função de qualquer prática espiritual.

Há sete anos, uma aluna que vinha pela primeira vez a um retiro referiu-se a si mesma como "semente danificada". Ela era uma escritora maravilhosa e bem-sucedida, envolvida em um relacionamento com um homem a quem amava, mas seus sentimentos a respeito de si mesma eram obscuros e conflituosos e seu peso era a expressão mais evidente disso.

Depois de alguns anos participando dos retiros, ela "despertou" para si mesma. De repente, percebeu que tinha escolhas sobre o que fazer com seu tempo, como viver sua vida. Começou a dizer não. Para as pessoas com quem não queria estar, para os lugares aonde não queria ir. Ela disse: "Eu disse não até para as Whiners and Diners" (um grupo de sete mulheres que se encontravam uma vez por ano, há vinte anos, para comer juntas e se queixarem de suas coxas, braços e barrigas). "É como se, de repente, eu tivesse percebido que não preciso provar mais nada para a minha mãe. E é uma vida completamente diferente. Uma vida iluminada." Disse também que "Antes, sentir-me bem não era uma prioridade. Não era importante. Nem sequer pensava nisso. Por que alguém que se considera uma semente danificada acreditaria que mereça se sentir bem? Mas, agora, diminuí o ritmo. Estou seguindo as Diretrizes Alimentares não porque são Diretrizes, mas porque são a única forma de alimentação que faz sentido".

Os orientadores espirituais de todas as tradições descrevem uma profunda quietude que é a verdade nua e crua da real natureza de todo mundo, mas ela precisa ser quebrada em pedaços por meio de palavras e práticas porque é grande demais para ser assimilada, especialmente quando as pessoas estão totalmente convencidas dos danos em seu âmago. O propósito do caminho espiritual ou de uma religião é oferecer uma forma precisa e crível para o que parece inacreditável.

Na arena de "comida e peso", as Diretrizes Alimentares são a prática tanto espiritual quanto física. Elas oferecem um caminho preciso para o estar-se no momento presente assim como um caminho concreto para o sentir-se bem. São descrições do que seria se alimentar caso você não tivesse qualquer problema com a comida. Você ouviria seu corpo. Iria comer para se nutrir. Iria se amar com comida. As Diretrizes são exatamente aonde você vai chegar quando estiver cansada das juntas doloridas, cansada de viver se arrastando por aí. As Diretrizes nada mais são do que o entendimento de que seu corpo é seu e de que você pode comer como forma de ser você mesma. E, depois de todos esses anos, todas essas dietas, todos esses quilos ganhos e perdidos, perdidos e ganhos, depois de comer para resistir, rebelar-se e lutar, você percebe que comer pode finalmente ser — e sempre foi — para você, apenas para você.

O mantra "Que merda!"

QUANDO MAHATMA GANDHI FOI ASSASSINADO, as palavras que brotaram de sua boca foram "Ram, Ram" (nome hindu para uma encarnação de Deus). Ele repetia esse mantra há tanto tempo que saiu de sua boca até mesmo quando uma bala entrou em seu corpo. Ouvi dizer que o grande mantra dos norte-americanos — a primeira coisa que qualquer um diz quando fica diante de uma situação difícil, desde uma batida de carro até uma notícia de morte — é "Que merda!". E o que me leva a acreditar nisso é o fato de que, ao verem as Diretrizes pela primeira vez, minhas alunas quase sempre dizem: "Que merda!".

"Que merda! Eu não quero."

"Que merda! Vou ter de parar de ler minha revista na mesa do jantar."

"Que merda! De jeito nenhum! Ninguém pode me obrigar."

A questão da comida está abrigada em nossa mente em polos opostos. Ou posso comer o que quiser, ou não posso. Ou comer é divertido, e como compulsivamente, ou não é, e perco peso. De uma maneira eu sofro, de outra, não. Ouvimos uma Diretriz e pensamos imediatamente: "Privação. Problema. Não!". — Não vejo as coisas dessa maneira. Quando uma diabética me diz que não pode comer o que quer porque o que ela quer poderá matá-la (e por isso ela se sente privada), respondo que o que pode matá-la é querer outra vida, uma condição diferente. O inferno é a falta de conexão entre o pensamento que diz "quero comer o bolo inteiro" e a realidade de que comer o bolo inteiro a deixará em coma diabético. Não é a Diretriz que precisa ser examinada, é sua briga com a realidade. Não é o que ela come que a está matando, é sua recusa em aceitar sua situação.

Uma aluna de um retiro disse:

— A Diretriz sobre comer sem distrações não funciona comigo. Não consigo digerir a comida se não estiver lendo uma revista e não quero parar com isso.

— Então me diga... Por que veio ao retiro? — perguntei.

— Porque como demais. Porque me sinto péssima. Porque parece que não tenho o controle sobre a minha vida.

— O que acontece na mesa quando você lê?

— Bem, fico tão envolvida com o que estou lendo que não percebo o quanto estou comendo.

— Se ler e comer ao mesmo tempo faz com que você coma demais, e se comer demais a deixa infeliz, me diga por que é mesmo que você precisa ler enquanto come?

— Porque eu quero! — ela disse em tom desafiador. — Porque me deixa feliz. Porque vivo sozinha e me sinto solitária se não ler.

— Então você lê para não se sentir solitária?

— Sim, acho que é isso.

— E qual é a ligação entre solidão e comer sozinha?

Ela revira os olhos, como se dissesse: "Quem não sabe que as pessoas que moram e comem sozinhas são solitárias?".

Silêncio.

Então...

— Todo mundo sabe que uma pessoa de cinquenta e dois anos que vive sozinha é uma fracassada. Totalmente fracassada. Quando leio e como, não preciso enfrentar esse fato.

— Então, não é o fato de comer sozinha que é doloroso, nem o fato de que comer sozinha leva diretamente à solidão. É o que você diz a si mesma sobre o fato de comer sozinha que é tão doloroso. É a história que você conta. É o pesadelo que você vive repetindo que a deixa se sentindo tão péssima. Eu também ficaria péssima se tivesse essa história na minha cabeça.

— Espere um pouco — ela respondeu. — Ninguém vai me convencer a parar de ler minha revista! É algo que me dá prazer.

— Ótimo! Você não vai parar de fazer nada até estar preparada. E se ler e comer lhe dá prazer, então não pare. O objetivo das Diretrizes é dar mais prazer à sua vida, não menos. Mas seria bom não dar muita atenção à história inteira: comer e ler ao mesmo tempo não lhe dá só prazer. Também lhe causa sofrimento. É ou não é? As pessoas costumam dizer que minha abordagem é muito dura. É muito difícil estar consciente o tempo todo. É muito difícil comer sem distrações. É muito difícil parar mesmo quando já comemos o bastante. E digo que estar sempre consciente pode ser difícil porque se trata de desenvolver uma nova habilidade, mas não ter consciência também é difícil. As Diretrizes Alimentares podem ser um desafio porque questionam hábitos familiares e reconfortantes, mas não segui-las — comer no carro enquanto fala ao celular, dirigindo, passar batom enquanto tenta mastigar o pedaço de hambúrguer que está na sua boca sem deixar cair o *ketchup* na sua blusa — também é algo difícil.

Isso também vale para os sentimentos. Minhas alunas costumam dizer: "Mas se eu seguir as Diretrizes e não comer para engolir minha tristeza, então vou ter de senti-la — e aí?". Antes de responder à pergunta, digo que a tristeza já está presente e que a única coisa que a comida faz é criar outra fonte de tristeza: depois que a comida acaba, a fonte original de tristeza continua lá só que agora aumentada pela tristeza, ou frustração, ou desespero da relação conflituosa com a comida. Ao contrário de suas fantasias, a comida não leva embora a tristeza — ela a duplica.

Existem muitas maneiras de se privar de algo: você pode se privar de *cookies* ou pode se privar do bem-estar depois de comê-los. Pode se privar da sua tristeza ou se privar da confiança e do bem-estar que o fato de saber que não será destruída por senti-la lhe proporciona.

A verdade é que comer de qualquer outra maneira que não seja a indicada nas Diretrizes Alimentares é como comer tendo sido sequestrada, sendo refém de velhas experiências de privação, de falta e de ausência. Qualquer debate que você tenha contra as Diretrizes Alimentares representa uma discussão com o passado. Com a sua história. É uma discussão de uma parte antiga de você que está determinada a conseguir o que não conseguiu, a ter o que lhe negaram, a mostrar para quem queira ver — pais, irmãos, namorado da oitava série — que ela merecia ser vista, notada, amada, apreciada. Pergunto às minhas alunas: "Digam-me quantos anos vocês têm quando, mesmo diabéticas, querem açúcar? Quando precisam ler e comer para que os monstros assustadores da sua mente não arruínem sua vida? Quem é que quer comer doces sem parar? É a menina de quatro anos que está tendo um acesso de raiva? É a garota de oito anos que acabou de ser chamada de gordinha? Quem é que realmente está dominando a sua vida?"

Não se trata de comida. Nunca teve nada a ver com comida. E também não tem nada a ver com sentimentos. Tem a ver com o que está por baixo deles. Com o que está entre eles. Com o que está além deles. Trata-se das partes de você que você acha que é. As partes com as quais se identifica. Às vezes, peço às minhas alunas para me falarem a respeito da pessoa que elas chamam de "eu-mim-minha". Peço-lhes para falarem a respeito de suas necessidades, suas vontades, suas crenças. E todas as vezes — 100% do tempo — a pessoa que descrevem é uma construção, uma invenção mental, uma imagem fantasiosa. Uma construção baseada em inferências, histórias, condicionamentos. Baseada no que acham que são por causa do que os pais lhes disseram; pela maneira como foram tratadas por quem as amava ou não. Com o tempo, um conjunto de inferências se aglutina no que os psicólogos chamam de "autorrepresentação" ou autoimagem, e acabamos acreditando que essa autoimagem seja nós mesmas. Quando dizemos"sentindo como nós mesmas", estamos nos referindo a essa compilação de lembranças e reações de outras pessoas a nós — muitas das quais ocorrem antes mesmo de sabermos nossos nomes.

Quando percebi, pela primeira vez, que toda a minha definição de mim mesma — quem eu achava que era — era basicamente uma criação da imaginação dos meus pais, fiquei ao mesmo tempo atônita e encantada. Eu havia me convencido da minha total inutilidade há tanto tempo que já tinha parado de questioná-la e cresci como uma árvore se retorcendo por causa de suas deformidades.

Minha mãe havia passado anos me dizendo que eu era egoísta e foi sobre esse pedaço de informação que construí um monumento à deficiência, mas ao ampliar o olhar míope sobre o "eu-mim-minha", vi minha mãe com vinte e cinco anos de idade, dois filhos pequenos, um casamento sem amor e uma necessidade desesperada de ter uma vida diferente. Com a pouca informação de que dispunha e fazendo o melhor que podia, ela me chamava de egoísta porque eu queria mais do que ela podia dar. Como eu morreria por ela e como toda criança precisa que seus pais estejam certos, passei a acreditar que eu era a soma de suas limitações. Eu me via através dos olhos de uma mulher solitária, deprimida e problemática e nunca questionei minha lealdade à sua visão. Também havia meu pai, que me via como uma loira burra e desmiolada. Junte "loira burra e desmiolada" a "egoísta, gorda, desagradável" e terá o que eu pensei a respeito de mim mesma durante quase cinquenta anos.

Psicólogos e orientadores espirituais chamam essa visão aprendida de nós mesmos de "ego", "personalidade", ou "falso eu". Isso é incorreto porque se baseia na inferência, não na experiência direta. É incorreto porque, se sua ideia de você mesma se baseia no que sua mãe acha de você, e a ideia que ela tem dela se baseia no que a mãe dela achava dela, que, por sua vez, também era baseada na ideia da própria mãe, então, sua ideia de você mesma — uma pessoa magoada, ofendida com as críticas, vinculada a opiniões, ou preferências, ou ideias — baseia-se em alguém que nunca conheceu você. Sua autoimagem é refratada tantas vezes — com inferências, lembranças e condicionamentos aprendidos — que não passa de uma sala de espelhos.

Falo sobre uma grande mentira. Você não é quem pensa ser. Quase ninguém é. Porque, embora as crianças venham a este mundo com um entendimento implícito de quem são, não têm consciência autorreflexiva. Elas sabem quem são, mas não sabem que sabem. E a única maneira que têm de descobrir é se vendo através dos olhos de seus pais. Nós nos tornamos o que e quem nossos pais viram. Criações de sua imaginação. Então, como diz minha professora Jeanne, passamos nossas vidas seguindo as instruções que nos foram dadas dez, trinta ou cinquenta anos atrás por pessoas a quem hoje não perguntaríamos nem por um endereço na rua.

Por isso, quando me dizem que precisam comer e ler, caso contrário podem morrer, eu pergunto que parte delas irá morrer. É aquela que acredita que pessoas de cinquenta e dois anos são fracassadas se comem sozinhas? Quando foi que aprenderam isso? Quem lhes disse isso? Porque, ao sermos alimentados, descobrimos uma das primeiras formas de amor, e, como éramos totalmente dependentes dos nossos pais para sobreviver, questionar o emaranhado de crenças no amor e na comida pode muitas vezes parecer uma questão de vida e morte. "Vou morrer se não conseguir aquele chocolate agora. Vou morrer se não puder comer e ler." A verdade é que somente suas crenças morrerão. Sua antiquada e pré-histórica versão de si mesma é que vai morrer. Mas, enquanto você achar que é a menina de dois, oito ou dez anos que precisa acreditar na mãe para sobreviver, ler revista enquanto come ou comer no carro, essas crenças parecerão tão importantes para você quanto respirar.

Não é de admirar que as pessoas digam "Que Merda!" quando veem as Diretrizes.

Trabalhar com a obsessão por comida é, acima de tudo, trabalhar com sua lealdade ao seu velho, falso e egocêntrico eu, pois qualquer contestação que tenha com relação às Diretrizes não vem de uma versão atual de você mesma. Encaremos os fatos: não é preciso ser um gênio para entender que, se você está comendo tudo o que tem na geladeira, não está sendo tão gentil com você mesma quanto poderia. Se está comendo no carro, é difícil sentir o gosto da comida enquanto evita que o carro não bata no carro da frente. E, se está dizendo a si mesma que os biscoitos quebrados não contam porque quando os biscoitos quebram o mesmo acontece com as calorias, está sendo engraçadinha (certo, muito engraçadinha), mas também está mentindo para si mesma. Quando corta o cantinho de um bolo, quando, toda vez que passa por ele, pega um pedacinho, e você passa dezenas de vezes por dia, dizendo a si mesma que esses pedacinhos não contam como um pedaço inteiro de bolo, você está se enganando. Você quer o bolo, mas não quer querer o bolo, por isso está tentando encontrar uma maneira de conseguir o bolo sem admitir para si mesma que o está comendo. Quando diz que quer perder peso, mas continua comendo mais, mesmo depois de se sentir satisfeita, e, quando diz que não sabe o que é se sentir satisfeita, não está dizendo a verdade a si mesma. A satisfação com a comida não é algo difícil de sentir, mas é preciso atenção. É preciso estar disposta a desacelerar porque pode acontecer no meio de uma mordida e, se estiver ocupada lendo, dirigindo ou assistindo à televisão, você não irá perceber. Por isso, quando não presta atenção àquilo que poderia ajudá-la emocionalmente a parar de comer, precisa se perguntar se realmente quer parar. E, se tiver a preocupação de que não terminar a comida que está no seu prato é como dar um tapa na cara de todas as pessoas famintas do mundo, é sinal de que você não está vivendo na realidade. A verdade é que ou você joga a comida para fora ou para dentro, e, em ambos os casos, isso é um desperdício. O problema da fome mundial não será resolvido com o purê de batata que está no seu prato.

As Diretrizes são intuitivas, simples, diretas. Uma criança de quatro anos poderia segui-las. Uma criança de quatro anos as segue. Houve um tempo em que não lhe teria ocorrido qualquer outra coisa a não ser ouvir as instruções que indicam as mensagens básicas do seu corpo.

A cada novo encontro, as pessoas me dizem: "Mas eu trabalho em um escritório, os horários de almoço são determinados — como posso comer quando estou com fome?" ou "Tenho três filhos pequenos com idades abaixo de seis anos e ainda vai demorar uns mil anos até haver um ambiente calmo em minha casa — como posso comer sem distrações?".

Todo mundo vive determinadas situações. Todo mundo tem uma vida em que é preciso haver uma reinterpretação das Diretrizes. Você talvez precise ajustar o horário das suas refeições para estar com fome no horário do almoço. Ou talvez precise fazer uma caminhada durante o horário de almoço e comer alguma coisa menor em um intervalo mais curto. Talvez precise conversar com uma nutricionista ou com um médico para avaliar as necessidades e desejos do seu corpo. Talvez precise comer sozinha uma vez por semana ou uma vez por dia para se familiarizar com os diferentes níveis de fome: quando chega pela primeira vez, quando é moderada e quando é tão forte que você se dispõe a comer qualquer coisa que não a coma antes. Todos vivemos em uma determinada situação, mas encontrar soluções não é a parte mais difícil.

A parte difícil é se permitir saber o que você já sabe. O que sabia quando tinha quatro anos, mas esqueceu. A parte difícil é se libertar do "não pode", "não vai" e "vou cair fora daqui", do habitual rodeio em torno da comida, para prestar atenção à canção mais profunda, à verdade mais profunda: você sem a sua história de você mesma. Sua experiência direta de você mesma no aqui, agora. Quando para, ouve e sente seu corpo diretamente, há o que o escritor Eckhart Tolle chama de "presença animadora" brilhando através de você. Está além de qualquer história. Não está no passado, em nada do que alguém já lhe disse. Está no pano de fundo de cada minuto da sua vida, mas, como você estava prestando atenção na fachada, nas aparências, nos dramas e nos sentimentos, nunca percebeu, mas agora pode perceber. E sua relação com a comida pode ser a porta de entrada.

Existe um padrão interno identificável — uma combinação de sentimentos e eventos — que define e nos lembra do nosso lugar no mundo. E a luta com a comida faz parte disso. Você acredita que é alguém que sempre vai querer o que não pode ter. Sejam quadris mais estreitos ou uma vida sem obsessão; então, vê as Diretrizes e algo dentro de você diz: "Que merda! De jeito nenhum.". É compreensível. As obsessões são feitas de negativas. Libertar-se da obsessão é o ato de questionar a negativa. De se relacionar com sua relação *com* a comida em vez de *a partir* dela e *como* ela.

A obsessão terá fim quando você preferir descobrir sua verdadeira natureza a ser leal à sua mãe ou seu pai. Terá fim quando você se preocupar consigo mesma o bastante para acabar com o estrago que a comida está lhe fazendo. Quando você se amar o bastante para parar de se machucar. Quem não quer cuidar daqueles que ama?

Se prestar atenção a quando sente fome, ao que seu corpo deseja, ao que está comendo, quando comeu o suficiente; você acabará com a obsessão porque a obsessão e a consciência não podem coexistir. Quando prestar atenção a si mesma, perceberá a diferença entre estar cansada e estar com fome. Entre estar satisfeita e estar cheia. Entre querer gritar e querer comer.

Quanto mais você prestar atenção, mais irá se apaixonar por aquilo que não é obsessão: por aquilo que está brilhando através de você. A força de vida que anima seu corpo. A comida se torna uma forma de sustentar esse brilho, e qualquer maneira de comer que a deixa deprimida, sem espaço ou cheia demais perderá o interesse. Quando isso acontecer, você perceberá lentamente que está sendo habitada pelo que é Deus e não vai querer que seja de outra maneira.

Epílogo

Você

É A ÚLTIMA MANHÃ DO RETIRO. AS OITENTA mulheres que queriam me amordaçar seis dias atrás agora querem saber se podem ficar acampadas na sala de meditação até o próximo retiro. Uma mulher de Chicago diz: "Eu tinha vontade de te matar naquelas meditações sobre a comida; todas as vezes em que você me falava para baixar os talheres e prestar atenção se eu estava com fome, eu pensava 'Sou maior que ela; um pequeno apertão em seu pescoço e vou poder comer minhas malditas panquecas em paz'. Agora, gostaria de viver com você para sempre. Será que Matt se importa?".

Não tomei isso como algo pessoal. Sei que a mudança no grupo não tem nada a ver com o que eu fiz, mas com o que elas viram, sentiram, experienciaram: não há nada como perceber que você não gosta da comida que tem devorado há trinta anos. Ou como experimentar um morango pela primeira vez em sua vida. Ou entender que sua dor não vai matá-la, que você é mais do que histórias, mais do que sua personalidade e que não há problema que não possa ser contornado, nunca.

Mas também existe medo na sala. Uma vez que se descobre a alegria, ela sempre será desejada. Uma vez que se descobre a liberdade, não se quer largá-la. Então, uso essa última manhã para falar sobre a mensagem básica do retiro: não tem nada a ver com comida ou sentimentos, mas também não tem a ver com qualquer estado em particular. O ódio é tão importante quanto a felicidade. A solidão é tão intrigante quanto o êxtase. Grandes aberturas são muitas vezes seguidas por grandes fechamentos, mas quanto mais curiosa você ficar com relação aos seus desapontamentos mais vai vibrar com sua alegria, não vai precisar usar a comida como uma droga. A obsessão é um caminho imprevisto porque ela aponta implacavelmente de volta para você mesma;

seja quando você quer comer sem estar com fome ou quando não quer parar embora já esteja satisfeita, sabe que está acontecendo algo que precisa de sua benevolência e atenção.

Digo a minhas alunas: "Algumas pessoas precisam ir à Índia, acreditam que precisam de gurus ou práticas esotéricas. Mas vocês têm a comida — e ela é sua maior professora. Se estiverem dispostas a se empenhar em vez de correr de vocês mesmas, se estiverem dispostas a ficar firmes e não se deixar seduzir pela dieta da moda, já terão o que as pessoas vão buscar na Índia. Bem aqui, no seu prato, no salgadinho do meio do dia, vocês têm seu caminho de volta para a verdade". Não estou dizendo nada realmente diferente do que disse nos últimos seis dias, mas uma vez que elas passaram horas em silêncio, horas na sala de jantar observando as razões por que comem além da fome, sabem por elas mesmas que o que trouxeram aqui para se livrar é o caminho para o que as outras pessoas chamam de Deus.

A parte difícil não são as tão dramáticas e procuradas grandes oportunidades. Os *insights*, principalmente no retiro — quando cada momento do dia é planejado para apoiar o mundo interior —, acontecem diariamente. Mas, então, essas mulheres vão para casa (ou você termina o livro) e o processo de conectar tais percepções com a realidade do dia a dia começa: lembrar-se das Diretrizes Alimentares, sentir seu corpo, ficar sentada silenciosamente durante um tempo todas as manhãs, livrar-se da Voz, aprender e praticar o questionamento. A real mudança acontece pouco a pouco. É necessário um grande esforço para que tudo isso se torne fácil. Não existem soluções rápidas.

A escritora Natalie Goldberg diz que estamos sempre praticando algo, e a maioria de nós pratica sofrimento. Por que não praticar o fim do seu sofrimento em vez de perpetuá-lo? Já que temos mesmo de comer, temos de nos movimentar, temos de estar conscientes, por que não estarmos atentas em vez de nos enfraquecer? Há algo melhor para se fazer com a vida?

Uma aluna que veio aos retiros por muitos anos disse:

> Vivo a mesma vida, com a mesma família e no mesmo emprego que antes dos retiros, mas já não sou a mesma pessoa fazendo as mesmas coisas. Tenho sentimentos novamente e eles não me destroem. Antes, eu achava que "sentia", mas estava apenas experienciando minha vida de uma maneira reativa — uma constante distração das minhas verdadeiras experiências/sentimentos. Foram muitos anos de excessos com a comida, com exercícios, de trabalho, com drogas e álcool. A autodestruição era meu lar. Mas, agora, este corpo, esta vida são o meu lar.

> Até agora, somente conseguia sentir algum tipo de amor quando pensava em meus filhos. Minha filha de quatro anos me disse: "Eu te amo seiscentos gatos, daqui até a Lua e dez panquecas". Digo que estou aprendendo a me amar cinco bilhões de universos, novecentos e dez morangos e três milhões de beijos de elefante. A vida é completamente diferente quando direciono a benevolência para mim mesma.

Existem estágios previsíveis no uso da comida como porta de entrada para Deus e que parecem muito o que os sufis descrevem como as Três Jornadas do Caminho Espiritual: a Jornada de Deus, a Jornada para Deus e a Jornada em Deus.

Na versão sufi, a Jornada de Deus é aquela em que você acredita que é o que faz, pesa, alcança e, por isso, passa o seu tempo tentando se enfeitar com medidas de valor externas: um corpo magro, uma boa conta bancária, botas de marca bacanas. Uma vez que até as pessoas magras, ricas e famosas envelhecem, têm celulite e morrem, a Jornada de Deus termina sempre em decepção total.

Na versão alimentar dessa jornada — a Jornada de Você Mesma —, você passa anos, às vezes a vida inteira, fazendo dieta, jejuando, comendo compulsivamente, fazendo exercícios e depois deitando no sofá porque se recusa a fazer mais uma flexão. Nesse estágio, seu principal objetivo é cuidar da sua aparência, atingir seu peso ideal e se livrar, definitivamente, do foco na comida. Haja vista que a relação com a comida é apenas um microcosmo da sua relação com o resto da sua vida (e suas crenças a respeito de abundância, privação, medo, benevolência, Deus), qualquer tentativa de mudar a parte da comida que não envolva também as inúmeras crenças que ela representa acabará também, como a versão sufi, em decepção total.

Segundo os sufis, a outra jornada — a Jornada para Deus — também está repleta de desapontamentos. Você tenta parar o interminável fluxo de pensamentos e eles continuam tocando sua musiquinha maluca. Decide que vai acabar com os pensamentos maus, a mania de julgar, a ira, o ódio e, de repente, se vê desejando que a vizinha escorregue em uma casca de banana e morra. Você encontra um guia espiritual que parece a corporificação da sabedoria e pureza e ele acaba dormindo com dezesseis membros do seu rebanho.

No mundo da comida, essa Jornada para Si Mesma é igualmente frustrante. Você para de fazer dieta. Começa a comer o que seu corpo quer. Percebe que comer não tem nada a ver com falta de força de vontade, mas com falta de entendimento. Por mais que queira perder peso, percebe, de repente, que manter o peso — e com isso o problema — é algo familiar e reconfortante. Você não quer se livrar do peso ou do drama que o cerca. Passa a vida agonizando por causa do peso e, agora, que avista o fim disso, corre no sentido contrário.

A terceira jornada — a Jornada em Deus — é a mesma tanto na tradição sufi quanto na versão do caminho alimentar: nesta jornada, você termina a busca por mais e melhor. Não vive mais a vida como se ela fosse um ensaio geral para a próxima vida. A autenticidade, não a bondade forçada, começa a nortear suas ações. Por meio de práticas como as Diretrizes Alimentares, a meditação e o questionamento, lentamente você vai perceber que já está completa e que não existe uma prova para passar, não há uma corrida para terminar; até mesmo a dor se torna uma outra porta, outra chance para reconhecer onde o amor parece estar ausente.

Quando olhamos o mundo através de lentes quebradas, ele vai parecer quebrado. Quando comemos de um determinado modo porque acreditamos que é errado não fazê-lo, a liberdade não está livre. Quando ainda estamos presas a crenças de bom e mau, não importa o que comemos ou quanto pesamos — ainda estaremos nos debatendo em torno na obsessão. Ainda estaremos pagando por ocupar espaço com quilos de carne. A menos que desaceleremos, que realmente nos interessemos por nossas crenças e necessidades empilhadas em cima de nossa comida, continuaremos a viver no limbo em que o sabor da comida é o que chamamos de paraíso, e o tamanho de nossas coxas é o inferno.

Mas não precisa ser assim. A verdadeira santidade não está no que alcançamos, comemos ou em quanto pesamos. Há algo infinitamente melhor do que empurrar a pedra da obsessão montanha acima: deixá-la no chão. E, se você estiver disposta a abrir mão de fazer dieta e encontrar uma solução rápida, se quiser usar sua relação com a comida como um caminho inesperado, descobrirá que Deus estava aí o tempo todo. Na tristeza de cada fim, na alegria de cada começo. No barulho e na quietude, nas revoltas e nos momentos de paz. Em cada momento de benevolência que você dedicou ao seu coração partido ou ao tamanho das suas coxas, em cada respiração — Deus estava presente. Ele é você.

Anexo

O questionamento

O QUESTIONAMENTO PODE SER FEITO EM QUALquer lugar, a qualquer hora — quando estiver sozinha, com uma amiga ou uma professora. Quando começo a ensinar o questionamento nos retiros, ensino-o como uma prática escrita. Peço às pessoas que pensem em uma questão — algo que elas não sabem, mas querem saber. Se pensam em um problema, mas acham que sabem por que o têm e o que fazer a respeito dele, então não há razão para questionamentos. A efetividade do questionamento está em seu caráter aberto, em evocar a verdadeira investigação.

Quando praticamos o questionamento, enxergamos o que e quem pensamos que somos, mas que nunca questionamos. Ele nos permite entrar em contato direto com o que é maior do que aquilo que escrevemos: os infinitos mundos inexplorados além de nosso discurso diário.

Eis as instruções que dou às minhas alunas:

- Dê vinte minutos a si mesma e evite ser perturbada.
- Sinta seu corpo. Sinta a superfície do lugar em que está sentada. Observe os pontos em que sua pele está em contato com a roupa. Certifique-se de que seus pés estejam tocando o chão. Sinta-se habitar seus braços, suas pernas, seu peito, suas mãos.
- Pergunte-se o que está sentindo neste exato momento — e onde está sentindo isso. Seja precisa. Está tremendo? Tem palpitações? Está tensa? Está sentindo calor ou frio? Onde estão as sensações? Em seu peito, costas, garganta, braços?
- Comece com as sensações mais incômodas e faça as seguintes perguntas: Essa sensação tem forma, volume, textura, cor? Como ela

me afeta? É difícil sentir isso? É familiar? Com quantos anos eu me sinto quando estou sentindo-a? O que acontece quando eu a experimento diretamente?

- Neste ponto, você pode começar a associar uma sensação com uma memória ou um sentimento em particular como tristeza ou solidão. E pode ter uma determinada reação, pode querer se fechar, ir embora, parar de escrever. Lembre-se de que uma sensação é uma experiência primária imediata localizada no corpo, enquanto uma reação é uma experiência secundária localizada na mente. Alguns exemplos de reação são: o desejo de comer compulsivamente, dizer a si mesma que sua dor não terá fim, comparar como ou o que você sente com como quer se sentir, comparar a experiência atual com sua experiência passada, comparar-se com outra pessoa, inventar uma história sobre o que está acontecendo.

Quando perceber que está reagindo ao que está experienciando, volte-se para o seu corpo. Sinta o que está acontecendo em seu peito, suas pernas, suas costas, sua barriga. O questionamento refere-se a permitir que sua experiência direta e imediata se revele; não se refere a uma história que está construindo em sua mente.

- Reconheça, identifique e desprenda-se da Voz. Se você se sentir pequena, desanimada ou fraca, é um sinal de que A Voz costumeira está presente. A Voz diz coisas como: “Você nunca será boa o suficiente. Você nunca irá mudar. Você merece sofrer. Você é um fracasso, uma pessoa má, detestável, estúpida, imprestável, gorda, horrorosa”. Quaisquer sentimentos de vergonha são uma resposta à Voz.

Para continuar com o questionamento, você deve se desvincular da Voz, uma vez que ela tenta mantê-la circunscrita à Sua definição de segurança e preservar o *status quo*.

Se reconhecer Sua presença não a fizer desaparecer, você pode dizer: “Fora! Vá embora! Vá procurar Sua turma!”. Seja breve. Seja simples. Um desprendimento bem-sucedido neutraliza A Voz e revela as sensações.

- Uma vez que você perceba que está presa em uma reação ou que está distraída, confusa, entorpecida, fora do ar; volte-se para a sensação em seu corpo.

- Preste atenção aos segredos, pensamentos ou sentimentos que costuma censurar. Quando eles emergirem, investigue-os. Tenha curiosidade sobre o que está escondido neles.
- Não tente dirigir o questionamento mentalmente. Se você programá-lo ou tiver preferências (por exemplo, não quer sentir carência, ira ou ódio), o questionamento não se desenvolverá. Como os budistas tibetanos dizem: "Seja como uma criança, maravilhe-se com tudo."

Lembre-se: o questionamento é uma prática. Não é algo que você consiga na primeira ou na décima vez. Não faça o questionamento para conseguir algo; faça-o porque quer descobrir quem você é quando não está condicionada ao seu passado ou às suas ideias de como uma boa pessoa deveria ser. Cada vez que você faz o questionamento, aprende mais. Cada vez que aprende mais, continua o processo de desmantelar o passado e a repetitiva versão de si mesma (seu ego). A cada questionamento, tem a chance de descobrir que não é quem pensava ser. Que alívio!

As Diretrizes Alimentares

1. Coma quando estiver com fome.
2. Coma sentada em um ambiente tranquilo. Isso não inclui seu carro.
3. Coma sem distrações. Distrações são: rádio, televisão, jornais, revistas, livros, conversas muito intensas ou que provocam ansiedade, música.
4. Coma o que seu corpo deseja.
5. Coma até se sentir satisfeita.
6. Coma (intencionalmente) na frente de outras pessoas.
7. Coma com proveito, gosto e prazer.

ESTE LIVRO FOI COMPOSTO
EM GARAMON PREMIER PARA A
LUA DE PAPEL EM FEVEREIRO DE 2011